12320
健康伴你行

12320 JIANKANG BANNIXING

呵护女性

U0240998

江苏凤凰美术出版社

图书在版编目（CIP）数据

呵护女性 / 沈嵘, 阴赪宏主编 . -- 南京：江苏凤
凰美术出版社, 2024.4

（12320 健康伴你行 / 崔颖, 殷伟东主编）

ISBN 978-7-5741-1083-0

Ⅰ . ①呵… Ⅱ . ①沈… ②阴… Ⅲ . ①女性 – 保健
Ⅳ . ① R173

中国国家版本馆 CIP 数据核字（2024）第 083163 号

责 任 编 辑　张一芳
责 任 校 对　曹玄麒
责任设计编辑　贲　炜
责 任 监 印　张宇华　唐　虎

丛 书 名　12320 健康伴你行
分 册 书 名　呵护女性
丛 书 主 编　崔　颖　殷伟东
分 册 主 编　沈　嵘　阴赪宏
出 版 发 行　江苏凤凰美术出版社（南京市湖南路 1 号　邮编：210009）
制　　　版　江苏凤凰制版有限公司
印　　　刷　南京爱德印刷有限公司
开　　　本　718mm × 1000mm　1/16
印　　　张　10.5
版　　　次　2024 年 4 月第 1 版　2024 年 4 月第 1 次印刷
标 准 书 号　ISBN 978-7-5741-1083-0
定　　　价　36.00 元

编辑部电话　025-68155671　　印务部电话　025-68155658
邮箱　sumeijiaoyu@163.com　　营销部地址　南京市湖南路 1 号
江苏凤凰美术出版社图书凡印装错误可向承印厂调换

序

人民健康是民族昌盛和国家富强的重要标志。党的二十大报告指出，要把保障人民健康放在优先发展的战略位置，深入开展健康中国行动，倡导文明健康生活方式。习近平总书记强调，"推进健康中国建设，是我们党对人民的郑重承诺""没有全民健康，就没有全面小康"。新时代新征程，要更加重视疾病预防和健康促进，广泛深入开展健康科普，持续倡导文明健康生活方式，不断提升居民健康素养和健康水平，让人民群众做好自身健康的第一责任人，筑牢健康中国建设的群众基石。

2005年底，原卫生部印发了《卫生部关于启用"12320"全国公共卫生公益电话的通知》，北京、上海、江苏、河北、青海首批5个省市2006年试点开通了12320公共卫生公益电话，此后，全国12320卫生热线一直致力于为人民群众的健康服务。随着经济社会的快速发展和我国医药卫生体制改革进入新时代，"12320公共卫生公益电话"更名为"12320卫生热线"，并逐步发展为连接卫生健康行政部门与广大人民群众的"公众健康服务平台"，主要承担健康知识咨询、健康宣传教育、疫情防控服务、专家预约挂号、突发事件报告、医疗服务投诉等职能。"12320卫生热线"不忘初心，通过热情、温馨、周到、耐心、规范的专业化服务，逐渐成为卫生健康相关政策的"解读器"、卫生突发事件的"预警器"、群众健康服务的"暖心器"、创建和谐医患关系的"稳定器"、深化医药卫生体制改革的"助推器"、宣传卫生健康事业成就的"扬声器"。12320人用心用情倾听群众声音，用理解和关怀解决群众诉求，用专业和沟通稳定群众情绪，这是使命与担当！

为充分发挥 12320 公众健康服务平台的健康科普作用，科学普及健康知识，加强全民健康教育，更好地提高人民群众的健康素养，我们编纂了《12320 健康伴你行》这套丛书。丛书第一期出版妇幼、儿童、心理三本分册，后续还计划出版慢病防治、口腔、肿瘤等分册。丛书以 12320 平台收集的来自公众第一手的咨询热点、焦点健康问题为指引，邀请了全国相关医疗卫生健康领域专家编写，结合全国 12320 卫生热线大数据分析，精选了许多更贴近老百姓的健康问题，通过问答的方式，图文并茂，深入浅出，让老百姓看得懂、读得通、用得上，为老百姓提供相对更专业、更权威并且通俗易懂的科普读本。

衷心地感谢全体编委！希望各位编委能秉持敬业精神，用心编写，同时又能跟上时代脚步，不断更新专业知识，提升科普宣传能力。相信《12320 健康伴你行》丛书将为人民群众提供更多科学的健康知识，提升居民健康素养水平。

"12320，健康伴你行""12320，您的健康顾问"。

南京医科大学党委书记　兰青

2024 年 3 月 20 日

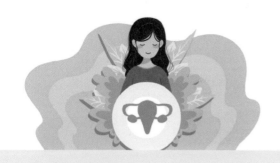

目 录
CONTENTS

壹	孕 期

肆　更年期

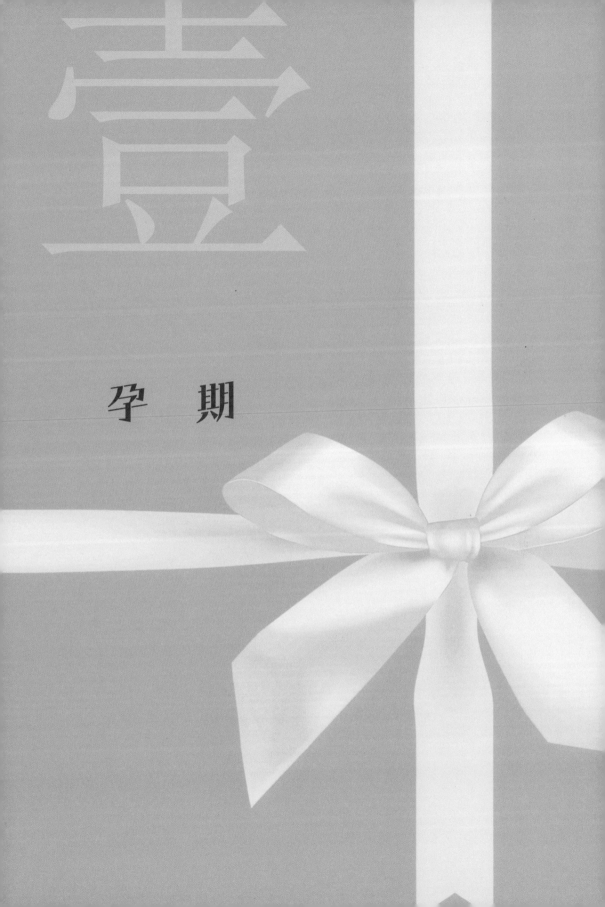

壹

孕　期

为什么怀孕会发生高血压

 医生，我有个问题不明白，最近这几次产检血压都偏高，而且腿也肿了，为什么会这样呢？

根据你的症状，考虑是妊娠期高血压疾病。

 为什么怀孕会发生高血压呢？难怪我有的时候感觉头晕，不知道是不是和高血压有关？

别着急，妊娠期高血压疾病可能与年龄、遗传、营养等多种因素有关，是妊娠期常见的并发症。如果出现你说的头晕、头痛等神经系统症状，更要引起重视。

 对了，怀孕期间能不能吃降压药呢？

妊娠期血压异常升高，可能危害到母亲和胎儿健康。一定要及时就医，并且在专业医生的指导下进行降压等治疗，有规律地定期产检，检测血压、尿蛋白及肝、肾功能等指标。

1. 何为妊娠期高血压疾病

妊娠期高血压疾病是指妊娠与高血压并存的一组疾病，包括了妊娠期高血压、子痫前期、子痫、妊娠合并慢性高血压以及慢性高血压

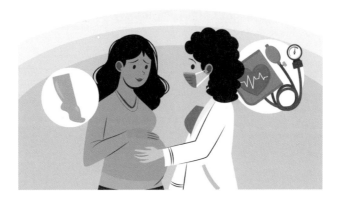

并发子痫前期。症状由轻到重，临床表现不同。有的孕妈，仅表现为妊娠20周后出现血压升高，并无任何不适，待分娩后血压很快能恢复正常；也有些孕妈血压升高的同时出现肾脏损伤，体内的蛋白随着尿液排出，导致下肢甚至全身水肿，这种症状被称为子痫前期。

子痫前期是指妊娠20周后发生的，以高血压和蛋白尿为临床特点的一种动态性疾病，病情随妊娠持续而加重。更有一些孕妈，其病情发展为重度子痫前期：血压进行性升高，出现神经系统损伤、肝脏损伤、心血管系统损伤、造血系统损伤，表现出头晕头痛、视物模糊、恶心呕吐、右上腹疼痛、呼吸困难、胸闷气促等症状，严重时可能出现抽搐、脑血管意外；极差的母体环境，使得腹内胎儿容易缺氧、生长发育迟缓，甚至出现胎盘早剥等急症，最终危及母亲和胎儿生命。

2. 为什么妊娠会得高血压

很多孕妈妈都以为高血压只会发生在老年人中，其实不然，由于孕期母体的一系列变化，怀孕女性可能因为各种因素导致高血压等症状的发生。

很多孕妈妊娠期高血压疾病发生的发病机制尚不完全明晰，有学者认为是胎盘的某种物质进入母体血液，引起孕妇机体的免疫调节功能异常，导致孕妇的全身小动脉痉挛引发高血压，从而造成内皮细胞损伤；也有学者认为与滋养细胞侵袭、遗传因素、营养因素有关。

（1）胎盘因素。胎盘是母亲和宝宝交换血液和养分的重要器官，肩负着孕育新生命的重担。其中，胎盘与母体子宫壁相连的那一面，有许多滋养层细胞，它们就像树根一样，牢牢地扎进子宫血管内，帮助宝宝获取必需的营养；然而，倘若滋养层细胞侵袭子宫内膜不足，即树根扎得不深，母亲与宝宝之间进行血液交换的血管阻力就会增大，使得血压升高，导致妊娠期高血压疾病的发生。

（2）母体血管内皮系统受损。妊娠过程中，胎盘可能会由于炎症、免疫调节等因素，释放一些破坏性的物质，导致母体血管内皮受到损伤，调节血管能力下降，扩张血管的物质减少，而收缩血管的物质增多，导致全身血管痉挛，血压升高，引发妊娠期高血压疾病。

（3）孕妇本身的基础疾病。在妊娠期高血压疾病患者中，有一些孕妈妈在怀孕前就有心血管方面的基础疾病，而怀孕后，随着心脏负荷的进一步加重，妊娠期高血压疾病也会随之发生；也有一些孕妈，虽然没有心血管方面的疾病，但本身有着影响机体代谢（如糖尿病、抗磷脂抗体综合征）的各种疾病，这部分孕妈发生妊娠期高血压疾病的风险也比正常女性要高。总而言之，如果孕妈存在慢性高血压、肾脏疾病、糖尿病、自身免疫性疾病，如系统性红斑狼疮、抗磷脂综合征、既往子痫前期史、多胎妊娠和肥胖等因素，那么她们发生妊娠期高血压疾病的风险都会比正常女性要高。

（4）遗传因素研究表明，有妊娠期高血压疾病家族遗传史的孕妈，患这类疾病的风险更高。这可能是由这部分人群遗传了某些易感基因所导致的。

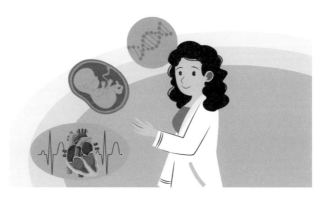

有些因素是发生妊娠期高血压的高危因素，我们了解一下：

年轻初产妇（＜20岁）、高龄孕妇（≥35岁），肥胖孕妇（体质指数BMI≥28），原发性高血压、慢性肾炎、糖尿病合并妊娠者，抗磷脂抗体阳性者，多胎妊娠的孕妇，孕早期血压时常波动于130/80mmHg以上的孕妈，母亲或姐妹妊娠时患过此病者均为妊娠期高血压疾病的高危人群。

还有部分孕妈，每次在家中测量血压，都在正常范围，但是一到医院，就因紧张等因素而导致血压升高，这部分孕妈很可能属于"白大衣高血压"哦。如果你有这种症状的话，建议及时和医生沟通，可进行24小时动态血压监测来明确：孕期在家中监测血压，并做好记录，在每次产检时将数据提供给医生。

3. 预防

高危因素患者，孕早期开始请务必规律产检，在产科医生指导下监测，记录产检的血压及尿蛋白情况，有条件者可在家中自行监测血压波动情况；

均衡营养，确保钙剂、蛋白摄取，补充微量元素；

改变不良生活习惯，低盐低油饮食，控制体重；

孕晚期加强监护，注意有无头痛等自觉不适症状。

在医生指导下口服小剂量阿司匹林，可以起到积极的预防作用。

健康贴士

1. 孕期出现高血压、水肿、蛋白尿，要警惕发生妊娠期高血压疾病。

2. 对于有高危因素的孕妇，要加强围产保健，予小剂量阿司匹林预防子痫前期，调整生活方式，及早发现及早控制非常重要。

3. 加强宫内监测，适时终止妊娠。

远离妊娠期高血压疾病

 医生，我同事怀孕时血压高，还发生抽搐，听说特别危险。我刚发现怀孕了，好害怕和她一样！

 听你的描述，你的同事患有"妊娠期高血压疾病"。请问你怀孕前有慢性高血压、肾脏疾病或者免疫系统疾病吗？父母亲有没有高血压？

 这些情况倒没有，医生，日常生活需要注意什么来预防妊娠期高血压疾病呢？

 孕期保持情绪平稳，注意休息和适度的活动锻炼，做到膳食平衡。同时规范地定期产检、监测血压，也非常重要。

　　妊娠期高血压疾病是产科较为常见的并发症，严重影响着母亲和宝宝的健康，且一旦疾病发生，可能会伴随整个孕期。因此，预防疾病的发生，是远离妊娠期高血压疾病的关键！那么，孕妈们可以做哪些措施，来预防疾病的发生呢？

1. 保证睡眠，乐观心态

　　首先，需要有良好的作息，每天要保证充足的睡眠；要保持一个乐观积极的心态，尽量减少较大的情绪波动；睡觉时避免平躺，这样做可一定程度上降低对下腔静脉的压迫，保证血液流通。

2. 合理饮食，均衡营养

其次，饮食方面尽量选择口味较为清淡的食谱，少油少盐，减少胆固醇较高的食物的摄入（如鱼籽、动物内脏等），增加优质蛋白（如鱼、虾、瘦肉、鸡蛋、牛奶等）的摄入，条件允许的话，还可以适当补充叶酸、维生素、钙铁等微量元素；烹饪方式尽量不要选取油炸、腌制等，建议选择炒、炖、清蒸等。

3. 适当运动，放松心情

孕妈还需每天适当活动，比如散步、孕妇瑜伽之类的。建议每天运动半小时，既可以舒畅心情，放松精神，促进睡眠，又能控制体重，防止孕期体重增长过多。当然，如果是本身有心血管疾病的孕妈，还是应该咨询医生后再计划每天的运动量。

4. 定期产检，自我监测

以前没有过心血管疾病或上次怀孕没有得过妊娠期高血压疾病的孕妈也不可掉以轻心。在孕期，女性身体的状态和未孕时候是不一样的，而每一次怀孕的表现都可能有所不同。因此，这部分孕妈妈也应

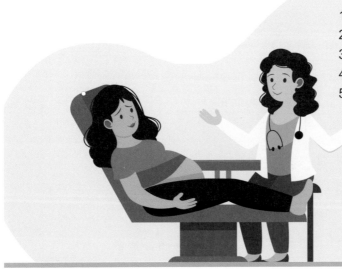

1. 保证睡眠，乐观心态
2. 合理饮食，均衡营养
3. 适当运动，放松心情
4. 定期产检，自我监测
5. 保持警惕，早期干预

定期产检及监测血压、体重，这是最为稳妥的筛查手段。每次产检时，为了避免各种人为因素的干扰，测血压前最好不要过多运动，且需提前至少10分钟静坐，保证血压处于一种较为平稳的状态。

5. 保持警惕，早期干预

至于那些患妊娠期高血压疾病风险较高的孕妈也不要过于担心，尽管许多因素会导致疾病的发生，但是如果能够早期预防、早期监测并及时干预，就能很大程度上减少疾病的发生概率，或延缓疾病的发展。这类孕妈最好在孕早期就与医生进行交流，除了上述注意事项外，应严密自我监测血压，每周测量体重，并做好记录。如血压升高、超过140/90 mmHg，或每周体重增长超过0.5 kg，或平时生活中感觉头痛、头晕、眼花、视物模糊等，均应及时就医。

健康贴士

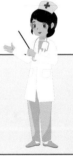

1. 睡好、吃好、心情好。
2. 保证定期产检，增加产检频次。
3. 听医生的话，必要时终止妊娠。

关于妊娠期高血压疾病
饮食调整的那些事

 医生，我目前被诊断为"妊娠期高血压疾病"，饮食方面应该注意哪些？

孕期用餐需低脂、低热量、少甜。建议多吃粗粮、杂粮、新鲜蔬菜、水果、豆制品、瘦肉、鱼等，建议吃植物油、少吃猪油；食盐不必严格控制，但水肿严重时应该控制在2g以内；避免进食腌渍食品、油炸食品、辛辣食物、浓茶、咖啡等。

　　我国孕妇在妊娠中晚期的蛋白质和热量摄入经常超过推荐摄入量。同时，微量元素普遍缺乏，常见的有钙、铁、维生素 A、维生素 B2、叶酸等，这些微量元素的缺乏与妊娠期高血压疾病的发生有关。因此，有妊娠期高血压疾病的孕妇要注意膳食结构的平衡，膳食中含有的营养元素种类、数量、比例要适当。已经患有妊娠期高血压疾病的孕妇，可以从下面几个方面调整饮食。

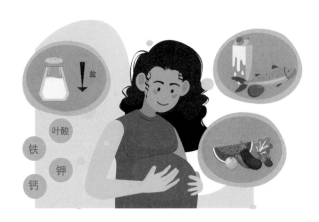

1. 控制钠盐的摄入

患有妊娠期高血压疾病的准妈妈们应该减少钠盐的摄入，同时也要避免进食隐形食盐，如各式各样的调料包、腌制品、咸菜、罐头制品、火腿等。另外，酱油也不能摄入过多，如果已经难以习惯清淡的口味，可以用部分含钾盐代替钠盐或者加入食醋、葱等，在一定程度上改善烹饪口味。每日食盐摄入别超过 5 克。

2. 避免脂肪、热量摄入过多

妊娠期体重增长过快、肥胖是妊娠期高血压疾病的重要危险因素之一，因此，在膳食平衡的基础上应该避免摄入过多的热量与脂肪，以保持妊娠期间体重适度增长。在日常生活中，炒菜时要少放油，可以使用带刻度的油壶定量用油，不吃油炸和过油的食物。妊娠期高血压疾病患者要保证足量的优质蛋白的摄入，比如鱼、肉、蛋、奶等，但是要避免过量摄入，可以选择脂肪含量低的肉类，比如鱼、虾、鸡肉、牛肉等，少吃脂肪含量高的肉类，比如肥肉、五花肉等。另外，有些食物在加工过程中添加了添加剂，比如面包、蛋糕、糕点等，应尽量减少食用。

妊娠期的体重增长是观察能量摄入是否适当的指标，可以从妊娠中期开始，每周记录体重，关注体重增长情况。通常，妊娠期间适宜的体重增加值应根据孕前的身体质量指数（body mass index，BMI）来推算。BMI= 体重（kg）/ 身高^2（m^2）。可以参考"中国妊娠期妇女体重增长标准"，见下表。

妊娠前体质指数分类	总增长值范围 /kg	妊娠早期增长值 /kg	妊娠中晚期每周体重增长值及范围 /kg
低体重（BMI < 18.5）	11.0~16.0	0~2.0	0.46（0.37~0.56）
正常体重（18.5 ≤ BMI < 24.0）	8.0~14.0	0~2.0	0.37（0.26~0.48）
超重（24.0 ≤ BMI < 28.0）	7.0~11.0	0~2.0	0.30（0.22~0.37）
肥胖（BMI ≥ 28.0）	5.0~9.0	0~2.0	0.22（0.15~0.30）

3. 多吃蔬菜水果

患有妊娠期高血压疾病的孕妇宜多吃新鲜蔬菜、水果。一些蔬菜和水果中含有较多的维生素 C，比如苹果、西红柿、柚子等，可以适量吃；一些含糖量高的水果，如荔枝、芒果、西瓜等，应该尽量少吃。

4. 摄入充足的钙、钾

患有妊娠期高血压疾病的孕妇每天要补充适量的钾、钙。蔬菜水果是钾的最佳来源，含钾量高的食物有黄豆、菠菜、柑橘类的水果等。奶制品、豆制品中含有丰富的钙，妊娠期间要适量补充。

5. 微量元素的补充

铁、叶酸等微量元素的补充对妊娠期高血压疾病的预防有一定的指导意义，但是具体的机制尚不清楚，需要大量的研究。

健康贴士

1. 食物的种类、数量、比例很重要。

2. 低脂低盐补钙很重要。

3. 补充多种维生素很重要。

孕吐怎么办

医生，我怀孕40多天，最近早上起来常常感到恶心，有时呕吐，不知道是不是吃坏肚子了。

根据你的描述，考虑应该是早孕反应，通俗来说就是孕吐。

既然是孕吐，是不是也没什么好办法？

早孕反应虽然在孕期很常见，但如果出现严重的恶心和呕吐，可能影响母亲的健康，应该积极预防治疗。

1. 什么是早孕反应

早孕反应是指许多女性在孕期出现的恶心和呕吐现象，症状可轻可重。尽管它叫作"早"(morning) 孕反应，但症状可发生在一天中的任何时候，实际上大多数有此问题的女性整天都感到恶心。通常怀孕到 3 个月，早孕反应会好转。多达 50% 的孕妇会在怀孕早期感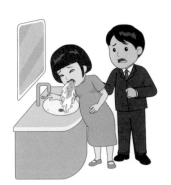到恶心，少数孕妇甚至会发生呕吐。极少数孕妇会发生很严重的恶心和呕吐，并出现体重减轻，这被称为"妊娠剧吐"。

2. 为什么会出现早孕反应

早孕反应的发病机制尚不明确，很可能受多种因素影响。

（1）激素变化。妊娠相关激素可以松弛平滑肌，从而延长胃肠传输时间，并可能改变和（或）延迟胃排空。

（2）胃肠动力异常。妊娠剧吐患者的胃动力可能异常（迟缓或节律异常）。

（3）幽门螺杆菌。大多数感染幽门螺杆菌（H. pylori）的女性并不会在妊娠期发生重度恶心和呕吐，但这种感染可能在部分患者的发病机制中发挥作用。

（4）遗传因素。一些研究显示，在有重度恶心和（或）呕吐或妊娠剧吐史的女性中，其女性亲属出现妊娠剧吐的风险升高，所以有人提出，妊娠期恶心和呕吐及妊娠剧吐可能与遗传因素有关。

（5）其他理论。包括：特定营养物质缺乏（如锌、维生素 B6)、脂质水平改变、自主神经系统改变和免疫调节异常。此外，心理学家指出恶心可能是抑郁症的躯体症状，不过抑郁症也可能是对重度或长期恶心的反应。

3. 预防

当孕期出现呕吐时，我们首先要排除消化系统疾病等其他可能引起呕吐的疾病，当确定是妊娠引起的呕吐后，再考虑以下的缓解方法：

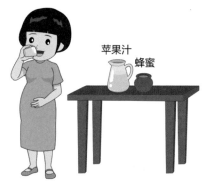

苹果汁　蜂蜜

（1）少食多餐，保证足够的营养供应。空腹时更易出现恶心、呕吐的症状，所以一旦饿了就要进食，不要让自己的胃空着。可以是正餐亦可以是零食，吃一些令自己有进食欲望的食物，但每次进食不要吃得过饱，以免加重胃肠道的负担而引起呕吐。

（2）水分的摄取应在两餐之间，避免在进餐时摄入大量的流质食物。

（3）清淡饮食，忌油腻、辛辣刺激，多吃瓜果蔬菜。

（4）避免可能引起恶心的食物。清淡、干燥和高蛋白的食物有助于抑制恶心，在有进食欲望的前提下可以多吃富含蛋白质、碳水化合物等的食物。

（5）一天当中晨起时最易出现呕吐，因为经过一夜的消化，胃部积聚了部分胃酸而没有食物进行中和，所以早晨睡醒后可以先吃几片饼干，休息半小时后再起床活动。

（6）进食酸味食物。酸味食物能够刺激胃液分泌，提高消化酶的活力，促进胃肠蠕动，增加食欲，有利于食物的消化吸收。

（7）生姜能温胃散寒、和中降逆，素有"呕家圣药"之称，可以口服生姜水、生姜胶囊、姜糖等来减轻恶心呕吐的症状。

（8）避免可能诱发恶心呕吐的气味、高温、潮气、噪音和闪烁的光线。柠檬的味道有助于缓解恶心，可以闻一闻新鲜的柠檬或在水中加入柠檬片，小口饮用。

（9）调整心态，放松心情，避免焦虑。妊娠反应与心理压力有一定的关系，精神过度紧张、焦虑、忧虑的孕妇更易出现妊娠剧吐。

（10）保证充足的睡眠和休息，避免过度劳累，同时要进行适当的身体锻炼，增强体魄。可以到室外散散步、呼吸呼吸新鲜空气、做做孕妇保健操等。

（11）可以尝试内关穴按摩和针灸，有助于缓解恶心呕吐的症状。

妊娠剧吐怎样预防。

推荐所有可能怀孕或已怀孕的女性服用多种维生素，维生素中应包含至少 $400\mu g$ 的叶酸。怀孕前和怀孕早期服用维生素可能有助于预防恶心和呕吐。

健康贴士

1. 孕吐是妊娠的生理性反应，不需要治疗，一般会在怀孕 3 个月左右自然消失。

2. 妊娠剧吐，影响了机体的代谢，属病理性的，需要治疗。

3. 保持愉悦心情，有助于顺利渡过早孕期。

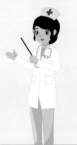

宫外孕知多少

 医生，我准备怀孕，但特别担心宫外孕。

你为什么会有这样的担心呢？

 我的同事得了宫外孕，差点把命送了。

宫外孕是挺危险的，但是可以积极预防，及早发现，及时处理。

1. 什么是宫外孕？为什么会发生宫外孕

我们先来看一看正常的妊娠过程。女性的卵巢排卵后，卵子被输卵管伞端捡拾后来到输卵管壶腹部休养生息。接下来的 12 小时内，优质的精子与静候的卵子在输卵管壶腹部相遇并发生受精，该过程约需 24 小时，最后精卵完全融合形成受精卵。随后，受精卵开始向宫腔方向移动，不断分裂长大，形成早期囊胚，并

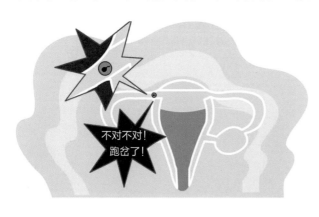

于受精后的第 4 日进入宫腔。受精后第 5~6 天形成晚期囊胚，第 6~7 天附着于子宫内膜，完成着床。此时，晚期囊胚滋养细胞开始分泌微

量人绒毛膜促性腺激素（HCG），HCG在受精后10日可在母亲外周血中测出，这成为诊断早孕最可靠的方法。

再看看宫外孕是怎么发生的。受精卵在子宫腔外着床发育的异常妊娠过程，即宫外孕，又称异位妊娠。宫外孕按照发生部位的不同，分为输卵管妊娠、卵巢妊娠、阔韧带妊娠、宫颈妊娠及腹腔妊娠等，其中以输卵管妊娠最为常见，占90%。输卵管妊娠中按照发生部位不同，又分为壶腹部妊娠、伞部妊娠、峡部妊娠及间质部妊娠，其中壶腹部妊娠约占78%，其次为峡部、伞部，间质部妊娠较少见。

女性怀孕之后发生宫外孕的几率约2%。宫外孕是妇产科常见的急腹症之一，也是导致孕产妇死亡的常见原因之一。

宫外孕发生的主要原因是输卵管炎症，也就是我们通常所说的附件炎。患上附件炎后，输卵管管腔或周围会发生炎症，引起管腔通畅不佳，阻碍受精卵正常运行，使之在输卵管或其他部位内停留、着床、发育等继而发生宫外孕。此外，人工辅助生育技术治疗不育或促排卵治疗、输卵管发育不良或功能异常、避孕失败，如宫内避孕环或紧急避孕药失败、子宫肌瘤或卵巢肿瘤压迫输卵管等，均可导致受精卵运行受阻继而发生宫外孕。

2. 哪些症状提示可能是宫外孕

（1）停经　多有6~8周的停经史，但还有20%~30%的人无停经史。医院就诊时医生会化验尿HCG或血HCG，如果提示阳性或超过5IU/L就表示您怀孕了。

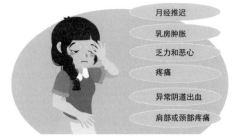

月经推迟
乳房肿胀
乏力和恶心
疼痛
异常阴道出血
肩部或颈部疼痛

（2）阴道出血　占60%~80%。通常血量较少，血色较深，有点类似于月经初期或者是末期时的状态；但也有少数人会出血较多，类似月经。

（3）下腹疼痛　属宫外孕最典型的症状，且表现多样。宫外孕流产或破裂前，患者可有一侧下腹隐痛或酸胀感；宫外孕流产或破裂时感下腹坠痛或剧痛或一侧下腹撕裂痛，伴有恶心、呕吐、腹部拒按、排便感、冷汗淋漓，甚至晕厥、休克等。被医生妇科检查时抬举宫颈有疼痛及附件区压痛可能，疑有腹腔内出血时通常会进行后穹窿穿刺，并可以吸出不凝血，这是因为宫外孕破裂出血积聚在盆腔的最低处。因此女性怀孕后要特别注意，如果出现持续下腹隐痛或阴道出血就一定要到医院排除宫外孕，如果出现下腹剧痛就应立即到医院排除宫外孕破裂可能，以免因大出血发生休克甚至死亡的严重后果。

（4）盆腔包块　宫外孕流产或破裂后形成血肿，被周围的组织或器官包裹形成盆腔包块。B超检查显示有一侧附件混合性包块，盆腔积液等。

3. 预防

预防应针对危险因素进行。

（1）积极防治盆腔炎性疾病，降低慢性输卵管炎的发生率；

（2）如果既往有输卵管手术史的患者，有妊娠意愿时，要密切监护，在医生的指导下备孕；

（3）采取宫内节育器避孕的妇女，应按要求定期检查。

健康贴士

1. 怀孕了突发腹痛或阴道出血，要及时看医生，排除宫外孕。

2. 确诊宫外孕，应及时治疗，减少对日后妊娠的不良影响。

3. 预防盆腔感染，可以减少宫外孕的发生。

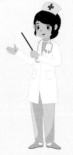

宫外孕的治疗及再次怀孕注意事项

 我做宫外孕手术切了一侧输卵管，还能再怀孕吗？

 女性有双侧输卵管，只要另外一侧输卵管没有异常，可以再怀孕的。

 宫外孕摊在自己身上，让我百思不得其解。下次备孕应该注意啥？

 下次备孕要做些特殊的检查，看看是否有异常状态。

1. 宫外孕的治疗方法有哪些

所有的宫外孕患者一经确诊都应住院治疗，以利于随时观察，在宫外孕造成内出血较多时便于及时抢救。宫外孕的常用治疗方法多为手术治疗。

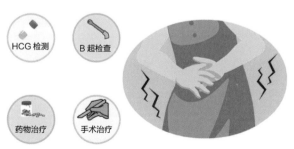

HCG检测　B超检查　药物治疗　手术治疗

● 输卵管妊娠

（1）保守治疗。

①期待治疗：临床观察时部分早期输卵管妊娠的女性，胚胎组织

停止发育并自然流产，后期没有经过任何治疗措施即被自然溶解和吸收，且患者出血量小，无其他特别的症状。

②药物治疗：主要适用于早期输卵管妊娠、要求保留生育力的年轻女性。一般认为符合下列条件，可用此法：无药物治疗禁忌症；输卵管妊娠未发生破裂；输卵管妊娠包块直径≤4cm；血HCG<2000U/L；无明显内出血。治疗时使用一种化疗药甲氨蝶呤（MTX），多为肌肉注射治疗，治疗期间需同时监测血清HCG的下降情况。如果在用药后14天血HCG下降并连续3次阴性，腹痛缓解或消失，阴道流血减少或停止，则为显效。若无改善，甚至发生急性腹痛或输卵管妊娠破裂，则立即转为手术治疗。

（2）手术治疗。

目前宫外孕的处理原则是以手术治疗为主，其中手术治疗方式又有二种，保守手术和根治手术。

①保守手术：保留患侧输卵管手术，即宫外孕保守治疗手术。适用于有生育要求的年轻妇女，特别是对侧输卵管已切除或有明显病变者。

②根治手术：积极纠正休克的同时，打开腹腔切除患侧输卵管。适用于无生育要求的输卵管妊娠、内出血并发休克的急症患者。

目前输卵管妊娠手术可经腹或腹腔镜完成，其中腹腔镜手术是治疗宫外孕的主要方法，该手术俗称"钥匙孔"手术，仅需在腹壁上做1cm大小的3个穿刺孔，就可完成手术，有着手术时间短、术后恢复快的优点，且对后期生育影响与开腹手术无明显差异。如腹腔镜下输卵管开窗缝合术，适用于输卵管未破裂或者裂口较小的患者，首先切开输卵管去除胚胎，然后再缝合，可以保持输卵管的功能。

● 卵巢妊娠 治疗方法为手术治疗，可经腹或腹腔镜手术。手术要根据病灶的范围做卵巢部分切除、卵巢楔形切除、卵巢切除术和患侧附件切除术。

● 腹腔妊娠 治疗方法为剖腹取胎术，因为胎盘植入肠道或肠系膜，胎盘处理要特别谨慎，任意剥离都会导致大出血。

● 宫颈妊娠　治疗方法是在彩超引导下行清宫术或行吸刮宫颈管术。术前要做好充分的准备，特别是做好输血或止血措施以减少术中出血。术中及术后如果出现流血不止，医疗干预效果不佳，要及时行全子宫切除术，以挽救性命。

● 剖宫产疤痕妊娠　治疗原则是尽早清除病灶、预防出血、保留生育功能、保障安全和生活质量。治疗方法是在彩超引导下行清宫术，对超声提示妊娠囊种植部位子宫肌壁血流信号丰富或有大出血倾向的病例，在清宫术前 24~48 小时进行子宫动脉介入栓塞术，然后再实施胚胎清除，可以减少术中大量出血的发生几率，并降低手术的难度和风险。如果在清宫过程中发生子宫瘢痕处破裂，应立即实施手术修补。

2. 宫外孕治疗后多久可以再怀孕

宫外孕患者如果患侧输卵管经过手术治疗切除后，另一侧输卵管正常无损，仍有怀孕生育的机会，但如果两条输卵管都有病变损害，就大大降低了自然受孕的几率。

正常情况下，宫外孕手术后一般建议 3~6 月之后再怀孕，同时孕前建议做输卵管造影等相关检查，确诊输卵管是否通畅，并检查是否患有盆腔腹膜炎等妇科炎症，等到确定具备正常怀孕的条件后再准备怀孕。

如果双侧输卵管切除，建议去正规医院生殖科进行辅助生育技术的咨询与支持。

健康贴士

1. 女性经宫外孕治疗痊愈后，依然可以妊娠。

2. 再次妊娠要尽早去医院检查，排除宫外孕。

3. 即使双侧输卵管切除，最后也可以借助人工助孕的方法受孕。

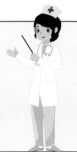

什么是输卵管造影检查

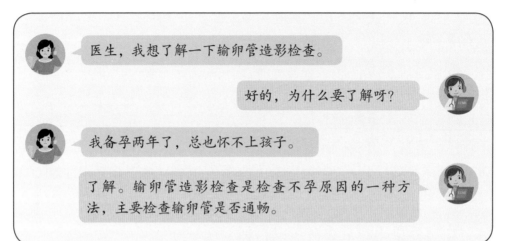

医生，我想了解一下输卵管造影检查。

好的，为什么要了解呀？

我备孕两年了，总也怀不上孩子。

了解。输卵管造影检查是检查不孕原因的一种方法，主要检查输卵管是否通畅。

1. 输卵管造影检查是怎么样的检查方法

它是目前确诊输卵管是否通畅及通畅程度最准确的方法。

经 X 线的子宫输卵管造影检查是通过导管向宫腔及输卵管注入造影剂，利用 X 线诊断仪进行 X 线透视及摄片，根据造影剂在输卵管及盆腔内的显影情况来了解输卵管是否通畅、阻塞部位及宫腔形态的一种检查方法。

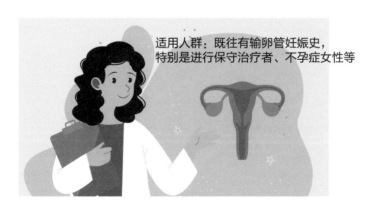

适用人群：既往有输卵管妊娠史，特别是进行保守治疗者、不孕症女性等

2. 什么时候去做检查

检查时机是在月经干净后 3~7 天内。

3. 什么时候可以备孕

造影检查结束后来月经后即可备孕。

健康贴士

　　输卵管造影检查适用人群：既往有输卵管妊娠史，特别是行保守治疗者、不孕症女性等。

如何发现妊娠期糖尿病 "找上门"

 医生，我今天产检称体重比两周前重了3kg，测空腹血糖6.0mmol/L，可是我最近饭吃得不多呀，怎么回事？怀孕前我的血糖可都是正常的。

根据你说的情况，考虑是"妊娠期糖尿病"。除了一日三餐，你还喜欢吃其他的食物吗？比如水果、奶茶之类的。

 婆婆让我增加营养，听说孕期多吃水果对孩子好，我每天都吃两三种水果，最近特别爱吃榴莲、葡萄、芒果，有时还喜欢买奶茶、蛋糕。难道不能吃吗？

确实，这些都是高糖分、高热量的食物，容易导致妊娠期糖尿病发生。

1. 什么是妊娠期糖尿病

妊娠期糖尿病是指妊娠期发生的不同程度糖耐量异常。妊娠期糖尿病与普通糖尿病一样，是身体利用糖的方式受到破坏的一种疾病。

怀孕中后期胎盘产生的某些激素导致胰岛素不能正常工作，从而使人体对胰岛素的需要量增加，孕妇不能代偿性地增加胰岛素分泌量时，就会出现妊娠期糖尿病（GDM）。胎儿胎盘娩出后，大部分孕妇糖代谢可以恢复正常，一小部分人步入中老年后或再次妊娠时发生糖尿病的机会会增加。

诊断：妊娠24~28周时，孕妇应进行75克糖耐量检测，称作

OGTT。孕妇任何一个血浆葡萄糖值达到或超过以下标准时，即诊断为 GDM：空腹血糖 5.1 mmol/L、1h 血糖 10.0 mmol/L、2 h 血糖 8.5 mmol/L。

妊娠期糖尿病的诊断标准

诊断指标	糖尿病合并妊娠 PGDM	妊娠糖尿病 GDM
空腹血糖（FPG）	≥ 7.0 mmol/l	≥ 5.1 mmol/l
2 h 血糖	≥ 11.1 mmol/l	≥ 8.5 mmol/l
其他诊断指标	伴有典型高血糖症状或高血糖危象，同时随机血糖 ≥ 11.1 mmol/L HbA1c ≥ 6.5%，但不推荐妊娠期常规用 HbA1c 进行糖尿病筛查	1 h 血糖 ≥ 10.0 mmol/L（180 mg/dl）

具体表现：大多数孕妇没有典型临床症状。严重的表现是：

"三多"症状，即多饮、多食、多尿或反复发作的外阴阴道念珠菌感染。体重 >90kg，伴有羊水过多或巨大胎儿者应警惕糖尿病的可能。

2. 什么人容易患妊娠期糖尿病

（1）糖耐量受损、糖化血红蛋白 ≥ 5.7%、空腹血糖受损或既往妊娠出现 GDM。

（2）有糖尿病家族史，尤其是一级亲属有糖尿病。

（3）妊娠前肥胖 BMI>30kg/m²，成年早期或两次妊娠之间体重明显增加，或者妊娠最初 18~24 周体重增加过多。

（4）孕妇年龄较大 (尤其是 >40 岁)。

（5）属于 2 型糖尿病高发族群，包括：西班牙语裔美国人、美国印第安人、南亚或东亚人、太平洋岛裔及非洲裔美国人。

（6）存在与发生糖尿病相关的疾病或情况，如多囊卵巢综合征

（polycystic ovary syndrome, PCOS）。

（7）曾分娩过体重≥4000g的婴儿。

3. 预防

诊断GDM后不要焦虑，80%左右的"糖妈妈"通过饮食、运动、监测血糖就能控制好血糖水平。GDM重要的是营养治疗、运动、自我监测、药物治疗、健康教育这"五驾马车"的管理，而前三项主要依靠孕妈妈们的自我管理。

（1）少量多餐

每日总能量合理分布：早餐占能量的15%，上午加餐10%，午餐30%，下午加餐10%，晚餐25%，睡前加餐10%。高纤维饮食，保证摄入足够的维生素和矿物质，膳食纤维能有效控制餐后血糖上升的速度及幅度，减少和改善便秘情况，推荐每日摄入量25-30g。饮食清淡，低脂少油少盐。

（2）运动（中等强度：微微发汗，达到能说话但不能唱歌的程度）

①走路：中速走路，甩开双臂。

②孕期体操：每天一次，每次半小时。

③抗阻力运动：每周两次，每次半个小时。

④妊娠期糖尿病专属运动：每天餐后半小时开始运动，每次30-40分钟。

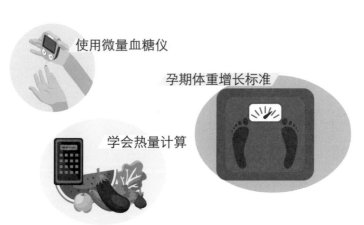

使用微量血糖仪

孕期体重增长标准

学会热量计算

（3）监测血糖

① 使用微量血糖仪：简单、易学。

② 监测时间—血糖小轮廓—五次：晨空腹、三餐后 2 小时、睡前。

③ 监测目标：餐前及空腹血糖 < 5.3mmol/L，餐后 1 小时血糖 < 7.8mmol/L，餐后 2 小时血糖 < 6.7mmol/L，避免夜间血糖 < 3.3mmol/L。

（4）热量计算

① 妊娠期糖尿病患者每日所需能量 = 标准体重 ×（30~35）Kcal/kg

② 标准体重 = 身高 –105=160–105=60（kg）

（举例：身高 160cm）所需能量 =60×30（35）=1800~2100Kcal

（5）胰岛素治疗

仅仅少部分"糖妈妈"需要使用胰岛素控制血糖水平。

① 可应用于孕期的胰岛素类型包括所有的人胰岛素，如短效、中效及预混人胰岛素。胰岛素类似物有门冬胰岛素、赖脯胰岛素、地特胰岛素。

② 孕期胰岛素应用方案：对于空腹及餐后血糖均升高，推荐三餐前短效或速效胰岛素 + 睡前长效或中效胰岛素。由于孕期胎盘胰岛素抵抗导致的餐后血糖升高更为显著的特点，预混胰岛素应用存在局限性，不作为常规推荐。

我国不推荐孕期使用口服降糖药物。

健康贴士

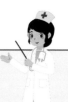

1. 妊娠期糖尿病会对母子产生不良影响。

2. 妊娠期控制体重增长很重要。

3. 少食多餐，适量运动，可以控制孕期血糖。

"糖妈妈"一定会生出"糖宝宝"吗

医生，我想知道妈妈妊娠期间血糖高会影响宝宝一辈子吗？

如果妈妈患有妊娠期糖尿病且控制不好血糖，对宝宝是有影响的。

那就没有办法了吗？

未必！"糖妈妈"也能生出健康宝宝的。

1. 近期影响

对"糖妈妈"的影响：妊娠期高血压，羊水过多，早产、难产、剖宫产，感染几率增加，易患 2 型糖尿病。

对宝宝的影响：孕早期——易畸形、自然流产。孕中晚期——胎死宫内、巨大儿的发生率大大提高，而巨大儿阴道分娩容易造成肩难产、臂丛神经损伤及锁骨骨折等；容易造成胎儿生长受限，即胎儿偏

1. 糖妈妈也能生健康宝宝，但要科学的生活方式。
2. GDM 孕妈妈分娩后要继续科学的生活方式，避免发生 2 型糖尿病。
3. GDM 的宝宝在生长过程中也要科学的生活方式，避免成人后发生 2 型糖尿病等代谢性疾病。

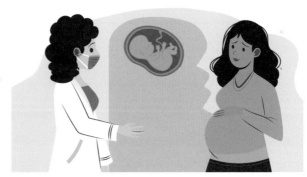

小。分娩后——宝宝出生后，脱离了妈妈的高糖环境，更容易出现新生儿低血糖、不可逆转脑损伤、肺发育不成熟、胎儿肺透明膜发育不全、新生儿呼吸窘迫综合征等情况；同时也有研究表明，妊娠期糖尿病患者遇到胎儿畸形的风险也是增加的，以先心病、神经系统畸形为多见。

2. 远期影响

分娩后的"糖妈妈"在 3~5 年内发生 2 型糖尿病的概率是非妊娠期糖尿病的 7~10 倍，在远期发生代谢综合征，心血管、肾脏、肝脏和视网膜疾病的风险相应增加。"糖宝宝"在成长过程中，糖尿病前期、糖尿病、代谢综合征、超重与肥胖、胰岛素抵抗、高血糖、心血管病风险增加。众多的文献表明，妊娠期糖尿病的子代患代谢性疾病的风险是大大增加的。因此，确诊了妊娠期糖尿病的孕妈需要严格控制血糖，尽可能将妊娠期糖尿病对宝宝的影响降到最低。

健康贴士

1. "糖妈妈"也能生出健康宝宝，但需要孕期调整生活方式。

2. GDM 孕妈妈分娩后要继续科学的生活方式，避免发生 2 型糖尿病。

3. GDM 的宝宝在生长过程中也要遵循科学的生活方式，避免成人后发生 2 型糖尿病等代谢性疾病。

4. 请勿忘记产后 42 天 ~3 月检查，复查 OGTT（75g 葡萄糖试验）。

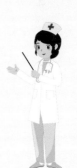

妊娠期糖尿病饮食秘籍

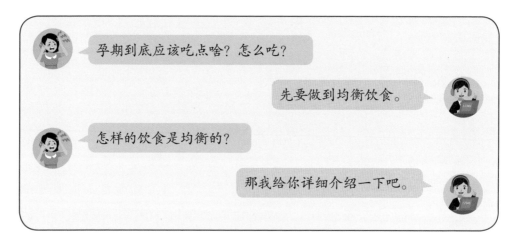

1. 原则

妊娠期糖尿病患者主要是通过饮食加运动来控制血糖，我们的原则是：少食多餐，适当运动，管住嘴，迈开腿。

2. 吃多少的秘籍

能量控制：目前一般根据孕期标准体重来计算孕期所需总热卡。正常体重孕妇每日所需总热卡为126kJ/kg，低体重孕妇每日所需总热卡为167 kJ/kg，高体重孕妇每日所需总热卡为100 kJ/kg。

三大产能营养素分配：碳水化合物占总热卡的50%~60%，蛋白质占总热卡的15%~20%，脂肪占总热卡的25%~30%。

每日热卡分配：早餐10%，中、晚餐各30%，其余30%分别以10%加到各个加餐。

3. 吃什么的秘籍

中国人的主食是米饭、馒头、面条之类的精粮，这些主食往往富含碳水化合物，会导致血糖的大幅度提升，因此，孕妈应增加粗杂粮的摄入，杂粮饭以一半大米一半杂粮（如燕麦、红豆、黑豆、荞麦等）

混合，做到粗细搭配。

熬煮时间过长或过细的淀粉类食物，如大米粥、糯米粥、藕粉等，也容易导致血糖升高，是不建议食用的。

如需补充蛋白质，应尽量选择高蛋白低脂肪的动物类食物，如鸡蛋、鱼、虾、禽肉、瘦猪肉、牛肉等，以及豆类制品、低脂奶类等。

应当限制饱和脂肪酸含量高的食物，如五花肉、蹄髈、肋排、椰奶、全脂奶制品及骨头汤、老母鸡汤等荤汤。烹调用油以植物油为主，所有含有反式脂肪酸的食物，如奶油蛋糕、咖啡伴侣、起酥油、代可可脂等，都是不建议食用的。

荤菜类以清蒸或水煮为主，每天烧菜用油2匙到3匙。

同时应尽量避免食用精致糖类（如：白砂糖、绵白糖、红糖、冰糖、蜂蜜等）和甜食（如：冷饮、巧克力、甜饼干、甜面包、果酱、糕点、月饼、蛋黄派等）；提供足量的维生素、矿物质；增加膳食纤维摄入，规律饮食。

4. 怎么吃的秘籍

孕妈们可以根据下面的手掌法则，记住一顿大概需要的食物。

一拳头：拳头大小的主食和拳头大小的水果，各一份。

双手捧起：双手尽量能捧起的蔬菜。

一掌心：肉类或其他以蛋白质为主的食物。

一大拇指：大拇指指尖大小的油脂类。

每周监测末梢血糖1~2天，末梢血糖控制标准：空腹血糖 <5.3mmol/L，餐后2小时血糖 <6.7mmol/L。

健康贴士

1. 粗细搭配，营养均衡。
2. 保质保量，荤素兼有。
3. 吃饱吃好，不超增重标准。

孕期要做多少次超声

医生，怀孕期间做B超对孩子有影响吗？

B超是一种非常安全的影像学检查项目，可以了解胎儿宫内发育情况，因此，它在产科临床中应用普遍。

一般整个孕期要做几次超声检查呢？

孕期需要做多少次B超检查，因人而异，要根据孕妇及胎儿的情况进行安排，所以应听从主治医生的建议。

1. 超声对孩子有影响吗

超声是判断胚胎、胎儿是否健康的一个重要手段。通过超声技术，我们可以看到胚胎着床的位置、胚胎发育情况、胎儿发育情况等，可以比较直观地了解胚胎、胎儿的情况。

另外，超声是无创伤的操作，比较容易让人接受，因此成为孕期重要的检查手段。

但很多人担心：超声会对孩子带来不良影响吗？

其实，超声不同于X线、CT等射线检查，它发射的是声波，只是这种声音的频率超过了人类的听觉范围，所以我们无法听到。目前为止没有任何证据证明，产检的超声对胎儿有影响。

医学使用的彩超是低强度的，其声波量明显低于安全阈值。早孕期彩超检查的时间较短，一般不超过5分钟，并且是非定点的滑行检查，对胚胎来说是十分安全的。多年来，科学家们对"诊断用的超声是否影响胎儿发育"进行了持续不断的理论和临床研究，未发现明显的不良影响，至今尚没有彩超检查引起胎儿畸形的报道。

此外，在满足检查需要的前提下，医生也会尽量减少对胎儿扫查的时间，并使用胎儿适合的扫查频率进行检查，控制胎儿暴露在超声检查下的时间和强度。

2. 几次重要的超声不要错过

（1）早孕超声

孕周计算是从末次月经来潮的第一天开始，到孕 7 周前后超声可以确定是否宫内孕，单胎或多胎妊娠，有无原始心管搏动。如果是多胎妊娠，需要确定绒毛膜性，还要准确地判断孕周。

（2）NT 超声

在孕 11~13 周 +6 天的这次超声时，大家会在检查单上看到 NB、NT 这两个指标。

NB 指胎儿鼻骨，是 NT 检查时的一个项目，鼻骨没有显示，提示与胎儿染色体异常相关，需要进行产前诊断。

NT 是胎儿颈后透明层厚度，NT 超过 3 毫米，提示胎儿可能存在染色体异常风险，也需要进行产前诊断，医生会安排绒穿或羊穿等检查帮助排查染色体异常风险。

顶臀径（mm）	孕周
15	8
21	9
30	10
41	11
54	12
66	13

（3）系统彩超筛查

即胎儿结构排畸筛查。检查胎儿各个脏器、骨骼发育及胎盘、羊水有无异常，如心脏、肝脏、脊柱等。因超声的特殊性和胎儿体位、宫内羊水量等因素，胎儿的双耳、手指、脚趾、生殖器不在检查范围内。

（4）孕晚期超声

孕28~40周一般至少安排2~5次超声检查，重点关注胎儿发育情况、羊水量、胎盘位置、脐血流比值等，确保胎儿宫内安全状态。

平均体重（g）	孕周
1970	32
2133	33
2363	34
2560	35
2708	36
2922	37
3086	38

足月后超声主要评估胎儿双顶径大小、腹围大小，估计胎儿体重，检查是否存在脐带绕颈，观测胎方位、羊水量、胎盘成熟度等。

3. 超声不能诊断出所有的胎儿结构异常

受超声仪器分辨率及胎儿体位的限制，且因孕妇腹壁厚度等存在个体差异，超声不能诊断出所有的胎儿结构异常，如胎儿手指、脚趾、耳朵等结构异常，以及心脏小的缺损等。

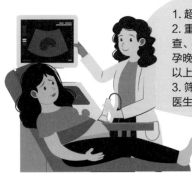

1. 超声检查不影响胎儿生长发育。
2. 重要的超声：早孕确诊、NT筛查、孕中期系统超声（22-24W），孕晚期超声（28-32W），（36W以上）超声必不可少。
3. 筛畸超声有软指标异常，应咨询医生做进一步产前诊断。

有些结构畸形是在胎儿发育过程中逐渐表现出来的，如膈疝、脑积水、食道闭锁等，因此每次超声检查的结果只能显示胎儿当前的情况。每一次的超声检查，超声医生都会尽全力，但均不能保证排查出胎儿的所有异常。

超声羊水测量有两种描述方式，一种测量描述方式为羊水池深度，羊水池深度在 8cm 以下为正常，羊水池深度 > 8cm 为羊水过多，羊水池深度 < 2cm 为羊水过少。另外一种测量描述方式为羊水指数 (AFI)，羊水指数 (AFI) ≥ 25cm 为羊水过多，羊水指数（AFI） < 5cm 为羊水过少，羊水过多或过少都对胎儿生长不利。

超声宫颈长度测量不是每个孕妇都需要做的，属于高危人群的孕妇才需要做超声测量宫颈长度，高危妊娠者主要指双胞胎或多胞胎妊娠的孕妇，以及宫颈锥切术后、宫颈机能不全的孕妇。孕 20~24 周有早产风险者需要进行宫颈评估，预测早产的风险率。

健康贴士

1. 超声检查不影响胎儿生长发育。

2. 重要的超声：早孕确诊、NT 筛查、孕中期系统超声（22~24W）、孕晚期超声（28~32W）（36W以上）必不可少。

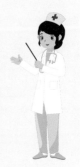

3. 若筛畸超声显示软指标异常，孕妇应咨询医生做进一步产前诊断。

孕期营养是不是补得越多越好

医生，有人说我怀孕了就要多吃多补，一人吃两人补，对吗？

这观念太落伍啦，应该做到合理营养。

什么是合理营养？

好，今天我们就说说孕期营养。

1. 什么是孕期营养

营养是指为了使生长发育、机体功能达到最佳状态，个体所需要的物质摄入。营养良好指以最佳数量和比例提供必需营养素的均衡饮食模式。营养不良不仅指宏量营养素（能量和蛋白质）摄入不足，也包括1种或多种维生素、矿物质（微量营养素缺乏）摄入不足或丢失增加，不能满足机体需要。营养素低的食物摄入过量或富含营养素的食物摄入不足都可导致营养失调。

2. 为什么孕期要做到合理营养

改善营养状况并建立健康的饮食习惯，应该贯彻整个孕期，这样既能促进胎儿正常生长和发育，进一步降低子代生长受限、肥胖和慢性非传染性疾病NCDs（如糖尿病、心血管疾病、肿瘤、哮喘、骨关节疾病及某些精神异常等）的发病风险，还能促进子代认知和行为的发育。

女性从胎儿期至妊娠期的整个过程中，卵母细胞的质量会受到各种因素的影响，卵母细胞的生理功能可受机体内与营养状况相关的循环代谢产物和激素水平的影响，按照表观遗传学机制，子代可在不改变基因序列的前提下改变基因表达。也就是说，母亲营养过剩、高血糖、营养缺乏或营养不均衡，将会引起胚胎生长的表观遗传学改变。

（1）营养缺乏：母亲营养缺乏，可影响子代近远期智力、生理和社交能力的发展，可增加先天性畸形、低出生体重、生长发育迟缓、成年身高偏低、低教育程度和低收入的发生率。营养缺乏的女性有更高的风险发生妊娠合并症，且由营养不足引起的低出生体重会增加子代远期发生肥胖和 NCDs 的风险。

造成个体营养缺乏的原因有：食物摄入不足；营养素需求量或丢失量增加；对营养吸收利用不佳。

（2）营养过剩：营养过剩是指经常摄入过多的热量，通常导致超重甚至肥胖。营养过剩和肥胖可增加女性妊娠期高血压疾病、妊娠期糖尿病和产道梗阻的发生风险，其子代也更容易出现巨大儿、高血糖或糖耐量异常、高胰岛素血症、新生儿低血糖、早产、死产、儿童期肥胖和远期 NCDs 等情况。75% 的肥胖儿童成人后也患有肥胖症，进而导致全球肥胖症和与其相关的 NCDs 发病率逐年上升。

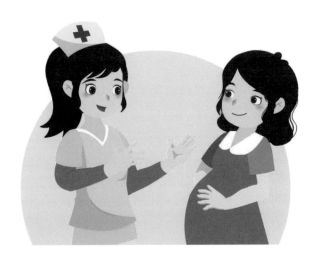

3. 如何做到合理营养

孕妇要做到均衡饮食、合理营养，保证孕期体重适当增长。常吃含铁丰富的食物，选用碘盐，合理补充叶酸和维生素 D。孕吐严重者，可少量多餐，保证摄入含必需量碳水化合物的食物。孕中晚期适量增加奶、鱼、禽、蛋、瘦肉的摄入。经常户外活动，禁烟酒，保持健康的生活方式。愉快孕育新生命，积极准备母乳喂养。

为保证孕育质量，夫妻双方都应做好充分的孕前准备，使健康和营养状况尽可能达到最佳后再怀孕。孕前应将体重调整至正常范围，即 BMI 为 18.5~23.9kg/m^2，并确保身体健康和营养状况良好，特别关注叶酸、碘、铁等重要营养素的储备。备孕妇女至少应从计划怀孕前 3 个月开始每天补充叶酸 400ug，坚持食用碘盐，每天吃鱼、禽畜瘦肉和蛋类共计 150g，每周至少摄入 1 次动物血和肝脏替代瘦肉。

早孕反应不明显的孕早期妇女可继续坚持平衡膳食，早孕反应严重影响进食者，不必强调平衡膳食和规律进餐，应保证每天摄入至少含 130g 碳水化合物的食物。孕中期开始，应适当增加食物的摄入量，特别是富含优质蛋白质、钙、铁、碘等营养素的食物。孕中、晚期每天饮奶量应增至 500g；孕中期鱼、禽畜及蛋类合计摄入量增至 150~200g/d，孕晚期增至 175~225g/d；建议每周食用 1~2 次动物血或肝脏、2~3 次海产鱼类。

健康贴士

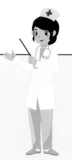

1. 孕期营养很重要，过多过少都不要。
2. 摄食合理适量、多样均衡。
3. 母儿胖瘦合理增长。

当怀孕遇上甲状腺问题

 医生，我准备怀孕，有必要查甲状腺功能吗？

 当然有必要，常见的妊娠合并甲状腺疾病——甲状腺功能亢进和减退，容易引起流产、早产、胎儿生长受限等。

 我最近特别怕热，经常出汗，偶尔觉得心慌，不知道会不会是甲状腺功能问题，请问要做哪些检查呢？

 听你的描述，很可能是甲亢。目前诊断除临床表现，主要依靠血清促甲状腺激素和甲状腺激素水平。

1. 甲状腺有什么作用

甲状腺是一个蝴蝶形的小器官，位于气管的前方，是人体最大的内分泌腺体，它是身体代谢的主要调控者。甲状腺合成、分泌甲状腺激素，能够增加人体的代谢、促进生长发育、提高神经系统和心血管的兴奋性等。

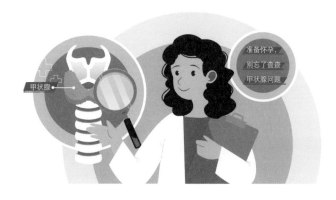

甲状腺

准备怀孕，别忘了查查甲状腺问题

由甲状腺激素产生不足所引起的疾病，称甲状腺功能减退症，简称甲减。

由甲状腺激素产生过多所引起的疾病，称甲状腺功能亢进症，简称甲亢。

2. 甲状腺疾病对怀孕有什么影响

妊娠期甲减的危害包括：增加孕妇在怀孕早期、晚期的并发症风险，如妊娠期高血压、胎盘早剥、心力衰竭等；损害胎儿的神经智力发育，增加早产、流产、低出生体重儿、死胎等风险。

妊娠期合并甲亢会增加妊娠期妇女发生流产、早产、死胎、胎盘早剥的风险，如果在分娩时出现甲亢危象，严重时可危及生命。孕妇如在妊娠期间能控制好甲亢，胎儿也会发生甲状腺功能减退和甲状腺肿等。

3. 预防

根据我国国情，中华医学会内分泌学分会、中华医学会围产医学分会《妊娠和产后甲状腺诊治指南》支持国内有条件的医院和妇幼保健部门对妊娠早期妇女开展甲状腺疾病筛查。

对于准备怀孕的女性，在备孕时或发现怀孕时即行甲状腺功能检查以更早地发现甲状腺疾病，筛查指标选择血清促甲状腺激

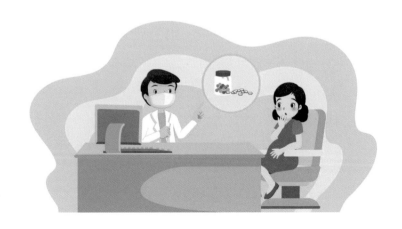

素（TSH）、游离甲状腺激素（FT4）、甲状腺过氧化物酶抗体（TPOAb），这样才能更早地发现妊娠期甲状腺疾病。

进行妊娠期甲状腺疾病筛查的较适宜时间为妊娠8周以前，最好是在妊娠前筛查。

因为在妊娠8周之前给予起始干预治疗，能够有效改善妊娠不良结局和子代智力发育。

如果在12周之后给予干预，目前国内外得到的结果都是无效的，也就是药物干预不能再改善妊娠不良结局和子代智力发育。

4. 妊娠期甲亢的治疗

治疗甲亢的药物主要有丙硫氧嘧啶（PTU）和甲巯咪唑（MMI），但这两种药都可透过胎盘并引起胎儿甲状腺功能减退及甲状腺肿大，都对胎儿存在致畸的副作用；对母亲可能引发肝损害、中性粒细胞减少、过敏反应及肾毒性等副作用。

所以甲亢合并妊娠者一定要权衡利弊，根据妊娠不同阶段，选择风险较低的药物，尽可能使用最小剂量的抗甲状腺药物控制病情，减少药物不良反应，同时避免药物对胎儿的影响。PTU和MMI是孕期治疗甲亢的首选药物，而如何选择这两种药物，取决于怀孕的时期。治疗时要听取内分泌科医生的建议。

健康贴士

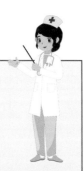

1. 准备怀孕，别忘了查查甲状腺问题。

2. 女性孕前应将甲状腺功能调至正常范围。

3. 孕期甲亢患者应在医生指导下选择用药。

怀孕期间查出甲减怎么办

 医生，我怀孕才10周，最近检查出甲状腺功能减退，据说会影响孩子的智力，是吗？

妊娠合并甲状腺功能减退，若不治疗，容易导致流产，或者胎儿生长受限、先天性缺陷、智力发育迟缓。

 那怀孕过程中发现甲减应该怎么办？

需要与内分泌科医生共同管理，主要的治疗药物为左旋甲状腺素，它可以将血清TSH和FT4恢复到正常范围，减少围产期不良结局的发生。

1. 什么是甲减

全称为甲状腺功能减退，是由体内甲状腺激素合成或分泌不足引起的，以机体代谢减低和神经兴奋性下降为主要特征的内分泌疾病。根据游离甲状腺激素是否正常，可分为临床甲减和亚临床甲减。

甲状腺随着妊娠的生理变化，妊娠期的甲状腺功能也随之发生改变。妊娠早期，孕妇体内绒毛膜促性腺激素（HCG）分泌明显增加，HCG有类似TSH样的作用，可刺激甲状腺激素分泌，而增高的甲状腺激素又反馈性地抑制TSH，使TSH轻度降低。孕妇甲功的正常参考范围与普通人群不同，孕妇需采用妊娠期特异的TSH正常参考值范围。将TSH值4mIU/L作为界定妊娠期甲减的切点值。首次筛查中如果孕妇TSH值高于4mIU/L就要进行复测，复测结果还是高于此值时，即可确诊妊娠期甲减。

妊娠期甲减对孕妇和胎儿均有诸多不良影响，比如易引起自然流产、早产、妊娠期高血压疾病、产后出血、低体重儿、死胎、新生儿智力和运动发育受损。

诊断了甲减的女性也可以妊娠，但是需要调整左甲状腺素（L–T4）剂量，将 TSH 控制在 0.1~2.5 mIU/L。

2. 妊娠期甲减治疗

推荐妊娠期临床甲减、亚临床甲减的患者选择左甲状腺素（L–T4）进行治疗。目前临床上较常用的左甲状腺素是"优甲乐"，美国食品和药品管理局（FDA）根据妊娠用药安全等级将其分类为 A 级，即有充分证据证明在对孕早期妇女进行的充分严格的对照研究中未见到对胎儿产生损害，在其后 6 个月中也未见到危害证据。该药是安全的，故孕妇服用时也无需有什么顾虑。

孕期监测甲状腺功能：甲减孕妇应在孕期尽早开始检测甲状腺功能，妊娠 20 周之前应当每 4 周检测一次包括血清 TSH 在内的甲状腺功能，根据控制目标，调整 L–T4 剂量，直到 TSH 恢复正常。孕后期

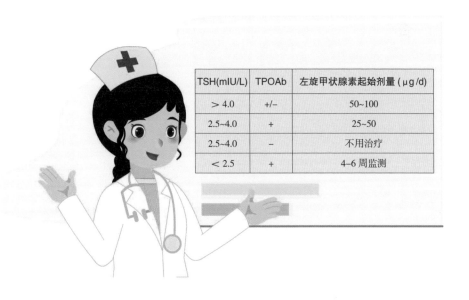

TSH(mIU/L)	TPOAb	左旋甲状腺素起始剂量（μg/d）
> 4.0	+/–	50~100
2.5~4.0	+	25~50
2.5~4.0	–	不用治疗
< 2.5	+	4~6 周监测

可适当减少检测次数，可在妊娠 26~32 周再检测一次血清甲状腺功能指标。分娩后 4~6 周也要检测一次。

3. 妊娠期碘营养

碘是人体合成甲状腺激素的重要原料，在维持机体健康过程中发挥重要作用，是影响智力发育的重要微量元素。孕妇碘缺乏会造成胎儿流产、早产、死产、先天畸形等，还会损害胎儿大脑和神经系统发育。

孕期碘缺乏会导致甲状腺激素合成不足。

世界卫生组织以尿碘浓度小于 150μg/l 作为碘缺乏标准，建议碘摄入量为 250μg/d。

我国营养学会推荐妊娠期碘摄入量为 230μg/d，哺乳期碘摄入量 240μg/d。如每天吃含碘盐，妊娠期不用额外补充碘剂，否则妊娠期每天需额外补碘 150μg。

健康贴士

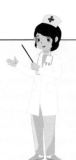

1. 备孕妇女应该做甲状腺功能的检查。

2. 诊断了甲减应按时服用优甲乐，并定期监测甲状腺功能。

3. 适量补碘。

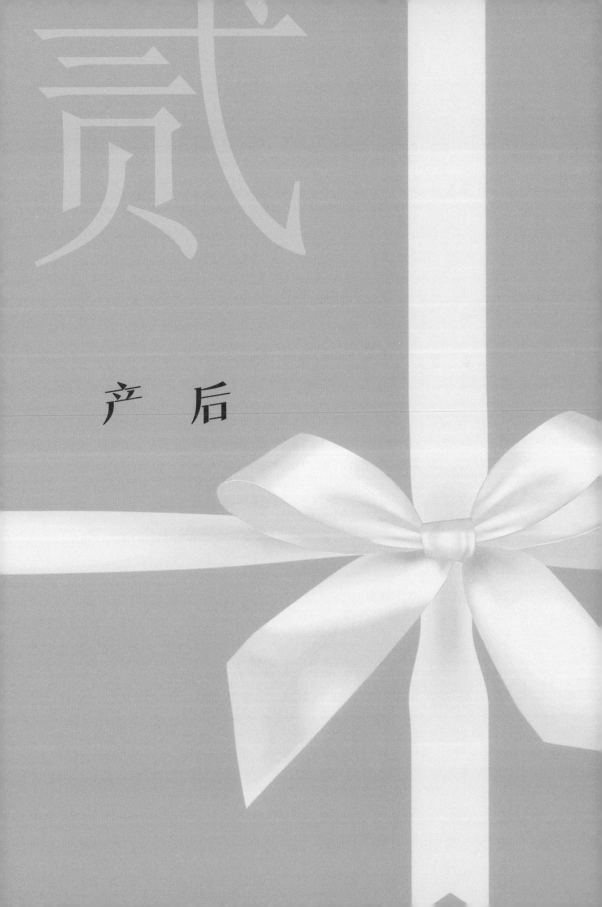

贰

产　后

产后奶胀及如何预防乳腺炎

 医生，我昨晚太累了，睡觉时没在意，压到了乳房，今天乳房涨得像石头，非常疼，还有一点发烧，体温38℃，我刚吃了对乙酰氨基酚退热，现在体温37℃，我这样处理对吗？

如果体温不超过38.5℃，可以先考虑物理降温，比如冰敷、酒精擦浴等。

 我这样的情况多见吗？我到底怎么了？

您的情况看起来应该是发生了乳腺炎，它的常见原因有乳汁淤积，还有细菌感染及不正确的哺乳姿势、吸吮方式。哺乳期乳腺炎的处理至关重要，关系到母乳喂养成功与否。

1. 什么是乳腺炎

乳腺炎通常是由感染引起的乳腺炎症。任何年龄段的女性均可患病，多发生于产后女性。临床上把母乳喂养引起的乳腺炎称为哺乳期乳腺炎，它通常由乳汁淤积和细菌感染引起。哺乳期乳腺炎通常发生在产后 3 个月内。许多得了乳腺炎的妈妈一般都会停止母乳喂养，但临床上医生建议在体温不超过 38.5℃时可以继续哺乳，这不会对婴儿造成不利影响。

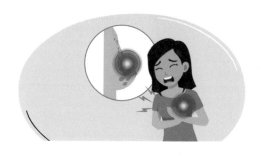

2. 哺乳期乳腺炎发生的常见原因有哪些呢 -------

（1）乳汁淤积。如果乳汁不能正常排空，就会引起乳汁淤积，常由以下原因导致：

①哺乳时婴儿含乳方式不正确；

②哺乳时婴儿吮吸方式不正确；

③哺乳间隔时间太长，或错过喂奶；

④总是使用同一侧乳房喂奶，会导致另一侧乳汁淤积；

⑤紧身上衣（包括胸罩）、安全带等也可能导致乳房受到的压力过大，引起乳汁淤积。

（2）细菌感染。当存在乳头皲裂或溃疡时，来自皮肤表面或婴儿口腔的细菌就会通过乳头进入乳房，引起感染。另外，乳汁淤积也会增加细菌感染的风险。早产儿、低体重婴儿、患病婴儿的母亲更容易患乳腺炎。

3. 预防 -------

（1）那我们应该如何预防哺乳期乳腺炎的发生呢？

哺乳期女性应学习和使用不同的哺乳技巧，确保喂养时宝宝含乳方式正确，定期和完全排空乳汁，从而预防乳腺炎的发生。

①每隔 2~3 小时就哺乳一次，这样有助于乳汁排空。不要推迟或错过喂奶。

②如果需要等 4 个小时以上才能哺乳，应进行吸奶或挤奶。

③确保采用正确的哺乳姿势和含乳方式。婴儿头部和身体要在一条直线上，吮吸时应含住乳头和大部分乳晕。如果含乳姿势不正确（如

仅将乳头含入嘴里），则可能导致乳头皲裂或溃疡。

④ 每次哺乳时，交替选择首先吮吸的一侧乳房。一侧乳头皲裂时，先喂健侧，再喂患侧。

● 使用不同的哺乳姿势，以完全排空乳汁。

其他预防乳腺炎的措施还包括：

● 每次哺乳后在乳头表面可以留几滴奶，晾干乳头，以预防皲裂。

● 健康饮食，多喝水，充分休息。

● 避免紧身的衣物（包括胸罩），应特别避免在乳房胀满的情况下穿戴。

● 断奶时应逐渐停止母乳喂养，以避免乳房胀满。

（2）哺乳期乳腺炎该如何治疗？

哺乳期乳腺炎也被称为产褥期乳腺炎，多由乳汁淤积和细菌感染引起。所有引起乳汁淤积和细菌感染的因素都有可能诱发乳腺炎，比如：乳房受压导致腺管受阻、婴儿含接姿势不正确、乳头皲裂等。一旦发生乳腺炎，应尽可能排空乳汁，通常可以继续哺乳，若婴儿吸吮能力不足，可借助吸奶器等外力排空乳汁。胀痛明显时可适当冷敷，缓解乳房局部胀痛。一旦有感染征象，就应及时到医院就诊，在医生指导下排空乳汁，并选择性使用抗生素治疗。

希望各位宝妈都能够顺利度过哺乳期。

健康贴士

1. 临床上把母乳喂养引起的乳腺炎称为哺乳期乳腺炎。

2. 哺乳期乳腺炎通常由乳汁淤积和细菌感染引起。

3. 一旦发生乳腺炎，应尽可能排空乳汁，可继续哺乳。胀痛明显时可适当冷敷，缓解乳房局部胀痛。一旦有感染征象，要在医生的指导下排空乳汁，并适当使用抗生素治疗。

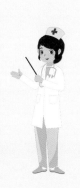

产后情绪波动大，
怎样才能摆脱坏情绪

医生，我家新添了二宝，全家人都很开心，但是我爱人最近情绪很容易波动，宝宝一哭她就崩溃，看见自己腹部的伤口也会情绪低落。她以前不是这样的，这到底是怎么了？

产后妈妈的情绪容易出现波动，严重者还会发生产后抑郁。她们经历了开奶之痛，夜里无法入睡，身体得不到休息，精神得不到安慰……这些都容易增加产后妈妈出现情绪波动的可能性。

我们全家都很照顾她，为什么还会出现这种情况？

产后情绪波动大主要与激素水平迅速下降有关，同时与产后疲倦、妈妈角色变化及家庭社会支持有关。这需要产妇与家人共同努力，营造爱的精神家园。

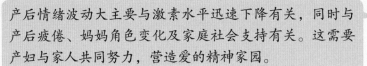

1. 产后情绪波动大的原因

（1）激素作用

女性在生产之后，雌激素和孕激素会从孕期的高水平迅速下降，这会让她感到身体非常疲惫、消耗大，从而易出现抑郁情绪。

（2）疲倦

当妈妈看到自己身材走形、哺乳时溢奶、漏尿等狼狈不堪、不同以往的形象时，这些生理上的不适会作用于心理，引发抑郁或焦虑的情绪。

（3）过高的自我要求

新身份带来了巨大的责任，让产后女性手忙脚乱，不知如何应对。

孩子有任何一点状况，她都觉得是自己的责任，引发强烈的自责和内疚，甚至开始自我怀疑，认为自己不能给孩子提供好的养育。

（4）缺乏家庭和社会支持

孩子出生后，很多家庭的注意力会全都放在孩子身上，却忽略了最应该被关心的宝妈们。她们不仅承受了剧烈的身体疼痛，还有巨大的精神压力。这时候如果丈夫做甩手掌柜，家人质疑"你奶水不好""养孩子哪那么多名堂"，宝妈们很容易陷入悲伤和自责中。往往此时，又很难找到一个倾诉的渠道，因为常会被误解为矫情。太多的情绪无法排解，只能自己承受，这无疑会加重宝妈们的抑郁倾向。

（5）自我的丧失

刚生完孩子的宝妈，几乎二十四小时无微不至地照顾孩子，却没有时间做自己想做的事情。她们的身份被定义为"XX妈妈"，和孩子紧紧捆绑在了一起，哪怕外出一会儿也要时时刻刻考虑到孩子。

想吃美食，要先考虑到"会影响我哺乳吗"；想买新衣，也会担心"穿着抱孩子方便吗"。

妈妈似乎不再是一个独立的个体，而是一切优先考虑到孩子。

2. 当产后女性出现了情绪波动大的情况，应该如何自救·········

（1）放下过高的自我要求，不必追求完美

允许自己有负面情绪，接受自己无法面面俱到。

成为一个内心强大的人，大概是每个人的愿望，然而真正的内心强大是能够承认自己的脆弱、不足，接受自己是一个虽然不完美但一直在学习的母亲。

（2）温柔地对待自己

偶尔弄得一地鸡毛没什么大不了，所谓成长，就是在不断的磕磕绊绊中继续前行。

我们都在学习如何去爱，爱自己、爱孩子、爱家人。而爱，永远都是充满希望的。

（3）偶尔抽离母亲的角色，每天给自己一些自我关怀的时间

不必每天和孩子捆绑在一起，我们可以外出、找朋友聊天、买自己喜欢的东西、看电影、做SPA……社交生活能让我们恢复活力，而享受独处时间，也能让我们的身心得到放松。

（4）保证睡眠

别小看睡眠对我们的影响，一个人如果长期睡眠不足，会导致身心失衡，情绪暴躁或低落。休息和睡眠不但对身体有较大影响，对情绪也有很重要的调节作用。

（5）寻找支持

如果家务太过繁杂，可以寻求家人帮助，或者请阿姨、钟点工来替代一部分，把自己从重复繁琐的家务中解放出来。

如果情绪需要出口，可以和朋友、闺蜜倾诉，这能让我们感到轻松很多。

如果对宝宝睡眠、哺乳等照顾方式有疑惑，请找儿科、儿保医生咨询，专业的指导有助于帮助妈妈们缓解焦虑。

如果觉得情绪无法排解，可以向专业心理咨询师寻求支持。情况较为严重的一定要及时前往精神科或心理科，让医生进行诊断并确立治疗方案，避免因就诊延误而出现难以挽回的悲剧。

不要总觉得忍一忍就会过去，在"母亲"这个身份背后，我们首先是自己。我们的状态好了，我们的生活、我们的孩子才会快乐幸福。

3. 家人该怎么做

如果你的妻子、女儿、儿媳妇正在经历产后抑郁，请告诉她，这不是她的错，你们会陪伴她一起面对。

当她倾诉自己的感受时，不要去评判，不要告诉她"没事、没关

系、别乱想",请带着同理心去听她诉说。

请认可她对家庭和孩子的辛苦付出,并和她一起去承担照顾孩子、料理家务等事情,让她有自己的时间去做喜欢的事。

如果她决定寻求专业心理帮助,请鼓励、支持她,感谢她愿意积极去面对。

最后,祝所有的产后女性都能够拥有一个好心情。

健康贴士

1. 女性生产以后,生理及社会角色改变等因素都有可能导致她的情绪波动,严重者会导致产后抑郁的发生。

2. 产后女性应尽量调整自己的心态和生活状态,适应和接受新的角色。

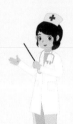

3. 家人朋友应给予产后女性充分的理解和支持,并适当为她分担过重的心理和家务负担,这有利于改善其抑郁状态。

4. 抑郁状态较为严重的,一定要及时前往精神科或心理科诊治。

警惕！产后抑郁症

 医生，我生产完10天了，这段时间我很痛苦，我觉得未来没有希望。看见爷爷奶奶争着抱娃时，我心里很嫉妒，但是他们不抱娃我又觉得很失落，我到底怎么了？

 您很可能是产后抑郁了。不过别担心，你能把感受说出来就说明你很想改变这种情况，我们一起努力。

 医生，我以往很积极乐观的，为什么会变成这样？

 产后女性要面临很多问题，承受很多压力和不适，有可能出现产后抑郁的症状。产后抑郁症离我们并不遥远，学会如何识别症状和做好预防，对产后女性来说至关重要。

1. 什么是产后抑郁症

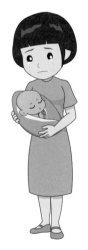 产后抑郁症是女性在分娩后可能发生的一种精神疾病。患者会感到非常悲伤、绝望及没有价值，可能无法照顾婴儿并建立亲子感情。它不同于"产后心绪不良"，后者通常在 2 周内就会消失，且不会有自伤或伤害他人的想法，而产后抑郁症的症状可持续数月甚至更久，对母亲本人、家庭、孩子都会有长期的不良后果！

部分产后抑郁的妈妈在经过系统的药物治疗、心理治疗后可以治愈，但复发概率较高。研究显示，既往曾患抑郁症的女性患产后抑郁症的概率为 25%，既往有产

后抑郁史的女性再次分娩以后，再次患产后抑郁症的概率高达50%。

2. 产后抑郁通常会有哪些症状呢

（1）抑郁症状

①情绪低落：患者会长时间感到情绪低落、难以像以前一样高兴，有消极想法，晨重暮轻。

②兴趣减退：对周围事物缺乏兴趣，即使是以往感兴趣的事物。

③缺乏动力：没有做事的动力、言语消极、行为懒散。难以应付生活。患者会觉得事情做得不够好，但没有动力去改善。

④过分担忧：如担心养育不好孩子、老公不爱自己、婆媳关系紧张等。

⑤自杀自伤：严重者可能出现自伤、自杀、伤害婴儿的行为。

⑥食欲不振。

⑦自我评价低：常常自责、有负罪感，凡事都责怪自己。

（2）焦虑症状

无缘无故地出现整日的焦急烦躁、脾气暴躁状态。

（3）睡眠障碍

入眠困难、眠浅易醒、早醒，第2天精神疲惫。

3. 预防

（1）当出现哪些情况需要去看医生呢？

有出现伤害自己或婴儿的危险举动时，建议立刻就医；当出现超过2周的抑郁症状，建议及时就医。

轻度产后抑郁症患者可能仅通过心理治疗便能改善症状，但是很多患者需要联合使用两种治疗方法，如心理治疗加上药物治疗。

（2）有产后抑郁的妈妈在平时日常生活中应该注意什么呢？

饮食上，少喝刺激性饮品，如：酒、咖啡、浓茶、含咖啡因的奶茶和碳酸饮料、运动型饮料，少吃刺激性食物，如辛辣生冷食物等。

日常加强锻炼，可以每周进行有氧运动（如慢跑、健身操、游泳）3~5次，每次30分钟。在感觉自己情绪较以往更加低落时，可以进行30分钟的有氧运动。

对于产后抑郁症要正确认识，尽早治疗：产后抑郁症是一种疾病，并不意味着自己是个坏妈妈，在经过一段时间的治疗后，一般都会好转。要主动向家人朋友或是专业的医生寻求帮助，当然家庭和伴侣的支持也很重要。

（3）产后抑郁如何预防呢？

产前，孕妈妈应积极配合医生进行产前保健，了解甲状腺功能，学习处理孕产妇、新生儿出现的健康问题。此外，在孕产期还应进行常规的心理筛查；如果家庭、婚姻出现问题，应当积极向专业的心理咨询师、精神科医生寻求帮助；积极参加分娩医院、社区卫生服务中心举办的孕产知识讲座，学习分娩相关知识，了解分娩的过程。同时，在怀孕以后，家庭成员尤其是丈夫应当和孕妇一同积极学习孕产妇分娩相关知识，多关怀孕妇。

在产后，妈妈们要学会多关心自己，有需要时多请求家人的帮助和支持，经常分享自己的感受，每天尽量安排20分钟以上的运动时间，这对缓解情绪有很大帮助。

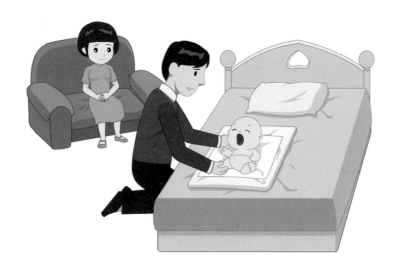

作为产妇的家人，应该尽量给产妇提供无条件的支持和帮助，多分担家务，多交流分享，理解妈妈的情绪变化。陪伴和理解是对产妇情绪最好的治愈方式。

健康贴士

1. 产后抑郁是产妇健康的一大杀手，常在不知不觉中发生。

2. 严重的产后抑郁症患者会有厌世情绪，甚至伤害自己和宝宝，切勿忽略。请及时到医院就诊。

3. 早期发现，早期干预，家人的支持与关怀、适当运动、必要时的药物治疗、社会各界的全方位关爱，有助于产妇远离产后抑郁。

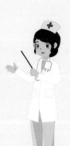

产后心绪不良为哪般

 我爱人2天前刚生了个健康的大胖儿子，母子平安，全家人都很高兴，可是这两天我爱人总是情绪低落，高兴不起来，有时还会无缘无故地哭。她到底怎么了？

女性经历分娩的过程，从身体到心理都发生了巨大的变化，这些变化有可能会对产妇的心理健康产生影响，比如伤口疼痛、新手妈妈经验不足、家庭因为新成员到来的失衡、不同养育理念的冲突、对未来的担忧等等。每位产妇克服这些问题的能力不同，可能也会出现不同的表现。

 我爱人的情绪表现正常吗？

产后女性的情绪表现多样，您爱人可能是心绪不良。它与产后抑郁症有相似性，时常让大众无法分辨，因此我们有必要了解它的表现及处理方法。让我们一起帮助产妇度过这一段特殊心理时期。

1. 什么是产后心绪不良

产后心绪不良（maternity blues），又被称为"婴儿忧郁"（baby blues），是一种良性的、短暂性的对产后新生活的适应不良状态，发生率大约为26%~85%。一般在产后2~5天达到高峰，通常持续数日，一般

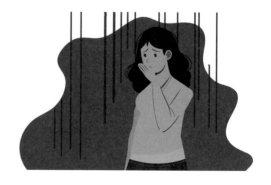

不超过 10 天。新妈妈会出现的状态包括哭泣、悲伤、心境不稳、易激惹和焦虑。产后心绪不良并不会明显影响妈妈的相关功能，也不伴有精神病性特征，病程呈自限性，最长不超过 2 周，通常不需要特殊干预也能恢复，但也有个别迁延为产后抑郁（postpartum depression / postnatal depression）。因此，应尽早识别、干预产后心绪不良，避免进一步发展为产后抑郁。

2. 产后心绪不良和产后抑郁有哪些不同

与产后心绪不良相比，产后抑郁的病程标准至少是 2 周，自然病程平均在半年左右，症状表现更多样，程度也会更严重，产妇的社会功能往往会受损。

鉴别产后心绪不良和产后抑郁：

	产后心绪不良	产后抑郁症	产后精神病
起病时间	产后 2~3 天	通常产后 4 周内，可能持续一年	产后 2~4 周内
持续时间	< 10 天	> 2 周	易变的；通常是潜在的双相情感障碍的急性发作
发病率	80%	10%~15%	1‰ ~2‰
自杀风险	无	有可能	有可能

3. 产后心绪不良有哪些典型的临床表现

（1）情绪改变：最突出的症状是情绪低落，表现为表情阴郁、无精打采、疲劳、易流泪和哭泣。新妈妈常用"闷闷不乐""凄凉""孤独"等词语来描述自己的心情，常感到心情压抑、郁闷、敏感，易因为小事而大发脾气。但程度一般不严重，情绪反应依然存在，新妈妈能觉察到自己情绪上的异常，但往往归咎于他人和环境的改变。

（2）认知改变：对日常活动或曾经感兴趣的事物缺乏兴趣，对各种娱乐或者令人愉快的事情体验不到愉快感；常常感到自信心下降、自责，遇事往往看到消极的一面，感到前途黯淡渺茫。

（3）意志与行为改变：很难集中注意力，常常丢三落四；对于小事也很难做出决定。

（4）躯体症状：

①睡眠不佳或严重失眠；

②食欲明显增加或者减少，体重增减变化较大；

③非特异性症状：头痛、身痛、头晕、眼花、耳鸣等，症状多变，无明显加重或缓解。

产后心绪不良是产妇适应生产后角色变化带来的身体和心理双重影响而发生的短暂性的心理问题。我们要正确认识，不要解读为产妇矫情、事多，要多陪伴和理解。产后心绪不良有自限性，对产妇的社会功能影响不大，通常不需要特殊干预，不需要药物治疗，但心理治疗是十分有益的。因此，如果产妇或家人发现产妇自己出现了一些相关的情绪上的问题，就应及时就医，我们共同帮助产妇顺利度过产后这段特殊的时光。

健康贴士

1. 产后心绪不良是产妇适应生产后角色变化带来的身体和心理双重影响而发生的短暂性的心理问题。

2. 产后心绪不良有自限性，对产妇的社会功能影响不大，通常不需要特殊干预，不需要药物治疗。

3. 心理治疗对产后心绪不良十分有益。

产后出血的"罪魁祸首"

医生，我爱人已经生产完了，为什么还没有出来？她没事儿吧？

她挺好的，不过还需要在产房里观察两小时，预防产后出血，2小时后如果没有问题就可以出来了。

明白了。前两年我姐姐生孩子就发生了产后出血，生孩子不都会出血吗？这个产后出血和正常生孩子的出血是一回事吗？

虽然生孩子都会出血，但产后出血比较特殊，需要及时发现、尽早干预。

1. 什么是产后出血

产后出血是指阴道分娩的产妇胎儿娩出后 24 小时内失血量超过 500mL，或者剖宫产分娩的产妇 24 小时出血量超过 1000mL。产后出血是分娩期的严重并发症，是我国产妇死亡的首要原因。分娩后 2 小时内是产后出血的高发时段，也是重点监测时段。

2. 为什么会产后出血

相信很多经历过产后出血的产妇也会有这样的疑问：为什么我周边的人都没有产后大出血，就我发生了产后出血？我为什么会产后出血呢？

其实，产后出血不光是孕产妇害怕的，同时也是妇产科医生很不想遇到的。下面我们就来聊一聊导致产后出血的几大真凶：

首先，发生产后出血最常见的原因，也是排行首位的真凶就是子宫收缩乏力。顾名思义，子宫收缩乏力就是胎儿胎盘娩出后子宫收缩不理想，需要医生采取一系列措施来促进宫缩。具体会采取怎样的措施，我们会在后面的科普小文章里给大家详细介绍。那么，什么原因会导致产妇子宫收缩乏力呢？常见的原因包括：产妇本身精神过度紧张、身体素质欠佳；孕产妇本身存在胎盘位置异常，如前置胎盘；孕期发生胎盘早剥，即胎盘在胎儿娩出前部分或全部从子宫壁剥离；孕期出现某些合并症，如妊娠期高血压疾病、多胎妊娠、巨大儿、羊水过多等；孕妇待产及生产过程时间过长，体力消耗过多；既往有过剖宫产手术史、肌瘤挖除史、产次过多等等。

其次，产后出血的真凶还有胎盘异常因素，包括：

（1）胎盘滞留，即胎盘在胎儿娩出后半小时后仍不自行排出，导致出血多；

（2）胎盘植入，胎盘绒毛与子宫肌层紧密连接，甚至伸入肌层中，多见于既往有多次人工流产、宫腔感染、既往有子宫手术史、有子宫内膜损伤史的孕产妇；

（3）胎盘部分残留，即部分胎盘或胎膜残留于宫腔，影响子宫收缩继而导致出血。

再者，软产道的裂伤也是引起产后出血的一大真凶。产钳助产、巨大儿分娩、急产、软产道静脉曲张、软产道组织弹性差而产力过强时，都可能导致产妇产时软产道裂伤，增加产后出血量及产后出血风险。

最后，产后出血的真凶还包括孕产妇凝血功能障碍。这个凶手很好理解，孕产妇本身机体的凝血功能发生异常，不能好好发挥凝血作用，出血自然就会增多。

3. 家人关心

有句老话说得好，分娩是女性的重生，可见分娩对于一个女人的影响及其重要性。所以，产妇特别需要家人的关怀。全家要重视产妇的产后观察，尤其在产妇分娩后的 24 小时内，警惕产后出血的发生。

健康贴士

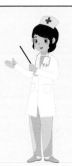

1. 产后出血是威胁孕产妇生命的一大杀手。

2. 导致产后出血常见的四大真凶包括：子宫收缩乏力、胎盘异常因素、软产道裂伤以及凝血功能异常。

3. 家人应给予新妈妈更多的关怀和关注，警惕产后出血的发生。

产后反复阴道流血咋回事

医生，我是顺产的，本来一直挺好的，现在产后20天了，阴道又流出鲜红色血液，这种情况正常吗？

这要根据您出血的量、持续时间，以及检查结果来综合分析判断，才能明确原因。

到底有哪些原因会导致月子里反复阴道流血？

月子里阴道流血的原因很多，需要根据出血时间和出血量去分析辨别原因，尽快去医院做B超吧！。

1. 什么原因会导致产后反复性阴道流血

正常的子宫内膜修复过程中，在产褥期有可能偶有星点状出血，但如果产后反复性阴道流血，就要积极寻找原因。产后反复性阴道流血的常见原因包括：宫腔内组织物残留、宫腔感染、宫缩乏力、会阴切口肉芽、宫颈疾病及妊娠滋养细胞疾病等。前三个原因导致的出血多见于产后 1~2 周内，也可能产后 42 天内发生，被称为产褥期出血；

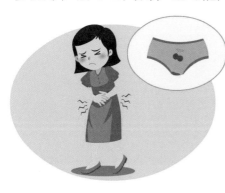

表现为阴道出血、腹痛及发热等症状，出血量多时会引发贫血甚至休克。

（1）组织物残留

产妇常因胎盘粘连、胎盘残留等原因导致宫腔内组织物残留。临床表现为恶露不净，出血量时多时少，可有血块或碎膜样组织物，并伴有阵阵腹痛。该种情况易发生晚期产后出血，甚至大出血、休克，并可能危及产妇的生命安全。B超检查可见宫内异常回声光团。残留物较多或出血量较多时，需住院进行清宫术，术后酌情给予预防感染和促进子宫收缩的治疗。

（2）宫腔感染

产妇可因子宫内组织物残留、手术操作或生殖道感染、产后护理不当或过早进行性生活等原因诱发宫腔感染。若为急性感染，可表现为恶露有臭味，腹部有压痛，阴道分泌物为脓血性，伴有发热，查血象可见白细胞总数及中性粒细胞比例升高。若为慢性感染，可表现为分泌物黄水样、淡

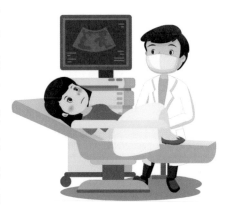

粉色，有臭味，腹部有压痛，不伴有发热，查血可见白细胞总数不高。若合并胎膜残留，可有碎膜样组织排出。急性感染时需要给予输液抗感染治疗，慢性感染时需要给予口服抗感染药和中成药活血化瘀治疗。

（3）宫缩乏力

剖宫产术后、合并子宫肌瘤、产后未能很好休息、平素身体素质欠佳、生产时间过长、体能消耗过大等均可能致使产妇子宫收缩不好，在产褥期发生不规则的、少量的阴道出血。B超常提示子宫稍有增大，宫腔内可能有积液、积血。由于产后子宫收缩欠佳，临床上常予以静脉点滴或肌肉注射缩宫素，或中药治疗促进子宫收缩，必要时还需口服抗生素预防感染。坚持母乳喂养，保持心情舒畅、规律作息、营养均衡和和睦的家庭氛围均有助于产后子宫收缩和复旧。

（4）剖宫产切口愈合不良

子宫切口的位置过高或过低，切口对合不佳，缝合过疏过密及打结过松，手术操作粗暴等可引起剖宫产切口愈合不良，从而导致产后出血，或产后反复性阴道流血时间的延长。

（5）其他

①会阴切口肉芽　顺产时，会阴切口或撕裂伤口若创面边缘对合不齐，或者受阴道炎症刺激，在愈合过程中就容易发生创面肉芽组织的增生。肉芽组织质地脆、根部细，容易坏死出血，若遇性生活更易发生出血。因此，遇到产后反复性阴道流血，一定要进行妇科检查，观察伤口的愈合情况并排除切口肉芽。倘若创面上长有肉芽组织，不必惊慌，医生会在创面消毒后，将肉芽组织轻轻摘除。

②子宫疾病　产妇有反复性阴道流血、性生活出血或阴道分泌物异常时，应进行宫颈癌相关的细胞学筛查（如 TCT）和 HPV 筛查以排除宫颈相关疾病、B 超检查排除子宫黏膜下肌瘤、内膜息肉等相关疾病。若是宫颈赘生物引起出血，可进行宫颈赘生物的摘除术；若考虑宫颈病变可能，需要进一步行阴道镜检查及宫颈活检术等。子宫黏膜下肌瘤、内膜息肉导致的阴道流血，量多时需要进行宫腔镜检查和摘除，血量不多时可先行止血、对症处理。

③妊娠滋养细胞疾病（GTN）　妊娠结束后持续阴道流血是罹患GTN 的高危因素，产后继发 GTN 非常少见。但产妇出现持续或不规则阴道流血时，应进行血清人绒毛膜促性腺激素（血 HCG）检测以排除GTN。

2. 怎么办

因为产妇反复性阴道流血的原因多，故而医生在临床诊疗时会悉心鉴别，检查可能会多些，以免误诊漏诊。产妇本人及家人一定要理解。

健康贴士

1. 产褥期出血是产科常见并发症，常见原因包括：宫腔内组织物残留、宫腔感染、宫缩乏力、会阴切口肉芽、宫颈疾病及妊娠滋养细胞疾病等。

2. 医生会根据患者的情况分析可能引起出血的原因。

3. 选择合适的止血方法，最大限度地保障母子安全。

剖宫产刀口需要多久可以完全愈合

医生，我现在已经剖宫产术后8天了，我想洗个澡，但不知道伤口愈合了没有？可以洗澡了吗？

您现在可以洗澡了，但只能洗淋浴，不能盆浴，而且洗澡时不能使劲搓洗伤口。

腹部刀口多久能愈合啊？

剖宫产刀口分为腹壁刀口和子宫刀口，它的恢复时间差异较大。

1. 剖宫产的刀口需要多久才能完全愈合呢 ⋯⋯⋯⋯⋯⋯⋯⋯⋯

答案是 5~7 天。

剖宫产的刀口表面看起来只是表皮的一条，但实际上剖宫产的刀口穿透了腹壁各层，包括表面的皮肤、皮下脂肪、腹直肌鞘、腹直肌、腹膜、子宫浆膜层、子宫肌层等，大体分为两部分，即腹壁各层的刀口和子宫上的刀口。

腹壁的刀口分为横刀口和竖刀口，刀口的愈合时间与刀口拆线时间相当。横刀口的拆线时间一般为 5 天左右，竖刀口则一般为 7 天左右。如果已经是进行第二次甚至第三次腹部同一刀口的手术，那刀口的拆线时间需要再适当延长。目前很多医院进行腹部手术时采用不需要拆线的缝合方法，但伤口愈合时间与上边相同，横切口大约 5 天，竖切口大约 7 天。一般腹部刀口在剖宫产术后半年左右都会是嫩红色的瘢痕，摸起来较周围皮肤硬，但在一年半以后基本会变为一条白色的软软的瘢痕。对于不是瘢痕体质的产妇，不仔细看甚至看不出腹部瘢痕所在。

2. 腹部刀口拆线了，是不是腹壁各层都愈合了

拆线后再过一周左右，刀口表面上看起来恢复得不错了，但是肌肉层及子宫上的刀口还需要一段时间才能愈合。肌肉愈合的速度较皮肤慢，需20天以上的时间才能完全愈合、形成坚韧的瘢痕组织。而子宫的刀口完全愈合所需的时间更为漫长。子宫刀口的愈合分为纤维瘢痕修复、瘢痕成熟和瘢痕肌化3个阶段，纤维瘢痕修复、瘢痕成熟在术后3~6个月完成，而瘢痕肌化则需要更长的时间，一般认为剖宫产术后2年子宫刀口的瘢痕才恢复一定的弹性，术后2~3年是子宫刀口愈合的最佳时期，此后，子宫瘢痕肌肉化的程度逐渐退化并失去弹性，从而在再次妊娠时更易发生子宫破裂。

3. 哪些因素可能影响刀口愈合

刀口愈合的时间除了受刀口本身组织结构的影响外，还受产妇的身体状态、营养状态、术后刀口的护理等因素的影响，营养不良、低蛋白血症、腹部脂肪层厚、产前或产时发热、顺产中转剖宫产的产妇更易发生腹部刀口愈合不良，主要表现为皮肤表层愈合良好，但皮下

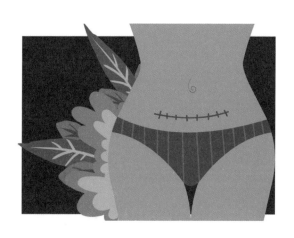

脂肪甚至更深层次未愈合，从而在活动时突然出现腹部刀口表面皮肤局部裂开，并有渗液流出，此时往往需要进行长达十几甚至二十几天的腹部刀口清创、引流、换药，之后腹部刀口才会完全愈合。所以，在剖宫产术后，宝妈们还要注意以下几点：①剖宫产术后要保持腹部刀口的清洁、干燥，避免汗湿无菌敷料，如果敷料不慎潮湿应及时更换新的敷料，这样可以有效预防刀口的感染，有利于刀口愈合；②改善饮食，多吃瓜果蔬菜、瘦肉、鸡蛋等富含维生素和蛋白质的食物，不要吃辛辣刺激性的食物；③剖宫产术后还要注意减少使用需腹部用力的动作，如不可避免的剧烈咳嗽、打喷嚏时会使腹压增高，可以用手护在腹部刀口上方减轻刀口的张力，另外，卧床休息时也可以采取侧卧位的姿势来减少腹壁的张力。

总之，剖宫产手术会切开腹壁各层及子宫各层，不仅仅是我们看到的腹壁刀口，不同部位的刀口瘢痕愈合时间不同，剖宫产刀口的愈合时间一般为5~7天。为了使剖宫产刀口恢复得更好，大家要注意加强营养，避免使用腹压，保持腹部刀口的清洁干燥，同时还要注意避孕，给子宫至少1~2年的休息时间来恢复至最佳状态，之后再考虑受孕。

健康贴士

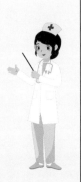

1. 剖宫产手术会切开腹壁各层及子宫各层，损伤远大于我们在腹部看到的刀口。

2. 不同部位的刀口瘢痕愈合时间不同，剖宫产刀口的愈合时间一般为5~7天。

3. 加强营养，避免使用腹压，保持腹部刀口的清洁干燥，有利于剖宫产刀口愈合。同时，产后一恢复性生活就要注意避孕。

产后恶露与月经的区别

 恶露这个词听起来有些奇怪，我们常说的"恶"的东西都是对我们有害的东西，比如恶性肿瘤。恶露也对我们有害吗？

在汉语词典中，"恶露"指产妇分娩后由子宫排出的余血和浊液。这只是人体正常生理过程，并不会危害人体健康。

 恶露在医学上是怎么定义的呢？什么样的恶露是异常的呢？

要想了解什么是异常的恶露，就要先知道什么样的恶露是正常的。

1. 什么是恶露

在医学上，恶露是伴随着子宫恢复的过程而形成的排出物，指产妇分娩后随着子宫蜕膜，特别是胎盘附着处蜕膜的脱落，含有血液、坏死蜕膜等的组织经阴道排出，形成恶露。一般有血腥味，但无臭味，持续大概 4~6 周，总量为 250~500mL。根据颜色、内容物及持续时间的不同，可以将恶露分为三种：

（1）血性恶露　因含大量血液而得名，色鲜红，量多，有时有小血块。镜下见多量红细胞、坏死蜕膜及少量胎膜。血性恶露持续 3~4 日。出血逐渐减少，浆液增加，转变为浆液恶露。

（2）浆液性恶露　因含多量浆液而得名，色淡红。镜下见较多坏死蜕膜组织、宫腔渗出液、宫颈黏液，少量红细胞及白细胞，且有细菌。浆液恶露持续 10 日左右，浆液逐渐减少，白细胞增多，变为白色恶露。

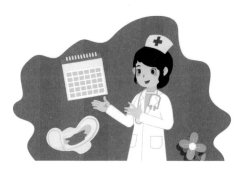

（3）白色恶露　因含大量白细胞、色泽较白而得名，质黏稠。镜下见大量白细胞、坏死蜕膜组织、表皮细胞及细菌等。

2. 恶露持续多久干净

产后恶露持续时间个体差异比较大。正常的产妇一般需要 2~4 周，少数产妇可以持续 1~2 个月。临床上一般将产后 3 周血性恶露未净或伴有不规律子宫出血称为恶露不净，也称为恶露延长。恶露不净在顺产和剖宫产后均有可能发生，主要与产后子宫复旧不良、感染或胎盘部分残留等相关，后者有时需刮宫治疗。同时，产褥期内休息不佳、体质弱、情绪波动大、过度保健（如频繁多次食用活血、化瘀、补气的食物和药物等），均可能导致恶露淋漓不绝。在中医典籍《胎产心法》中提到："由于产时伤其经血，虚损不足，不能收摄，或恶血不尽，则好血难安，相并而下，日久不止。"因此，中医上认为恶露不止多与"虚损或血瘀"有关。产后恶露淋漓不止，易继发生殖道感染，如子宫内膜炎、阴道炎等。

若产妇产后恶露不尽，也不必惊慌。要对恶露进行观察，注意其质和量、颜色及气味的变化以及子宫复旧情况，及时到医院就诊，了解子宫恢复是否正常，并根据相应的情况采取正确积极的治疗方式。若产后发现血性恶露、量如月经且持续 1 周以上未减少或明显超过经量，应到医院去就诊。医生一般会对您进行体格检查、妇科检查、B超、β-HCG 等相关检查，并采取相应治疗措施。

3.产后恶露与月经怎么区分

产后恶露与产后月经的区分并不难。

恶露最初为血性，持续数日后颜色逐渐变淡，量逐渐减少，即使在浆液性恶露或者白色恶露阶段有少许出血，也通常量少，考虑与子宫内膜修复过程中激素水平不足有关；而月经多为产后一个月或数个月后出现的阴道出血，红色，量与既往经量相似，一周内基本干净。

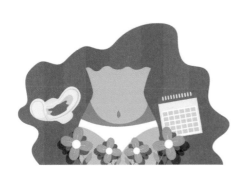

产后月经的来潮与产后是否哺乳、哺乳时间的长短、产妇的年龄及卵巢功能的恢复能力有一定的关系。产后月经的复潮个体差异也很大，产后一个月至产后一年不等。一般说来，不哺乳产妇通常在产后6~10周月经复潮，产后10周左右恢复排卵。哺乳产妇平均在产后4~6个月恢复排卵并月经复潮。有人在哺乳期月经一直不来潮，但不等于不排卵，因此产后一旦有性生活，一定要采取避孕措施。多数人在月经复潮时经量与以往相当、或略少，月经周期与以往类似。

健康贴士

1 恶露是指产后伴随着子宫恢复的过程，子宫蜕膜脱落而形成的排出物，含有血液、坏死蜕膜等组织。

2 恶露多有血腥味，但无臭味，平均3周左右干净，持续大概4~6周。

3 产后月经的复潮时间个体差异很大，产后一个月至产后一年不等。不哺乳产妇通常在产后6~10周月经复潮。哺乳产妇平均在产后4~6个月月经复潮。

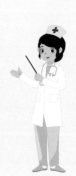

产后性事一二三

医生，我现在坐完月子了，是不是就可以有性生活了？

还是建议在产后42天检查完，确定子宫恢复好了，再开始性生活。

我还没有来月经，是不是不会怀孕？

产后不来月经，有性生活也不会怀孕，这是宝妈的常见误区。生育间隔过短、产后过早妊娠，对宝妈的身体健康都会造成损伤。这个知识还是要普及一下：即使没来月经，产后有性生活也还是会怀孕的。

1. 生完孩子多久可以有性生活

一般推荐产妇在产后生殖系统恢复到正常未孕状态后再恢复性生活。产后42天左右子宫才能恢复到怀孕前的大小，胎盘附着部位的内膜才能全部修复，生殖系统除乳腺外基本恢复到孕前状态。一般我们建议产妇在产褥期结束后，也就是产后42天，进行产后检查，若产后检查提示产妇的生殖系统和身体机能基本恢复，身体没有任何不适，产妇就可以恢复性生活了。

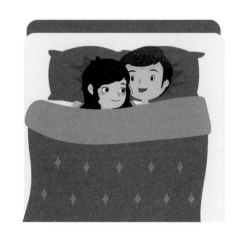

2. 产后性生活应注意什么

（1）注意局部卫生。分娩后，哺乳期妈妈因为体内的雌激素水平较低、阴道黏膜薄而脆、乳杆菌缺乏，对外界刺激的抵抗力较弱。在性生活前，夫妻双方都要注意性器官卫生，保证清洁，避免感染。

（2）注意性生活姿势。在性生活时，丈夫要注意多体贴妻子，适宜采用比较温和的姿势，动作尽量轻柔，多给妻子一些爱抚，尽量消除心理障碍。同时，要注意避免动作过于激烈，否则可能会造成产妇阴道裂伤导致出血，也可能出现性交痛，让女性对性生活产生恐惧心理。

（3）注意产后避孕。产后不宜过早怀孕，性生活时要注意避孕。特别是剖宫产的妈妈，一般建议产后满2年再备孕。还有很多女性在月经复潮前已恢复排卵，不要认为月经没有复潮就不会怀孕，那就大错特错了。同时值得注意的是，哺乳期妈妈不宜服用避孕药，推荐使用工具避孕。

3. 产后什么时候避孕

女性在产后初次排卵和来月经的时间有很大的差别。不哺乳产妇通常在产后6~10周月经复潮，产后10周左右恢复排卵。哺乳产妇平均在产后4~6个月恢复排卵并且月经复潮。因为有排卵就有受孕可能，所以产后女性一旦恢复性生活就应该坚持避孕。千万不要用延长哺乳的办法来避孕，这是不可靠的。

4. 为什么会产后性冷淡

专家认为女性产后性欲衰退，既有生理原因，又有心理原因。产后过早开始性生活、产妇照顾孩子过于劳累、生殖系统疾病和心理障碍等都会导致女性产后性欲减退。

（1）产后过早开始性生活。女性在生育后，因怀孕、分娩所引起的全身特别是生殖系统的变化，对性欲会产生一定的抑制作用。一般到产后两个月，各器官才能恢复正常，性欲才会逐步恢复。如果产后过早地开始性生活，尤其是有些丈夫在妻子不情愿的情况下"我行我

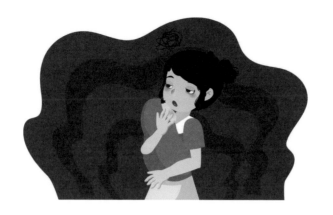

素"，不仅会影响妻子的身体康复，还会引起妻子对性生活反感、厌恶，进而发展成性冷淡。

（2）过度劳累。女性生育后，在照顾孩子时，如果得不到丈夫和其他家人的帮助，体力和精力透支过度，自然会影响性趣。

（3）生殖系统疾病。有的女性分娩时外阴、阴道撕裂留下疤痕，使阴部的性敏感性降低或阴道狭小，性交时引起疼痛；有的因产后并发子宫内膜异位症或慢性盆腔炎，出现性交不适；也有的女性患有阴道炎等生殖道感染性疾病，这会不同程度地使性欲受到压抑。

（4）心理障碍。研究发现，有的女性在产后恢复阶段，因为担心性生活会使伤口感染，就会从心理上开始排斥性生活；有的女性产后未采取有效的避孕措施，过性生活时，因害怕怀孕总是提心吊胆；还有很多女性对自己生孩子后体形的改变很不满意，担心丈夫不会像从前那样喜欢她的身体了；另外，女性生产后，一般都会全身心地投入育儿过程中，甚至在与丈夫交流时，话题都围绕着孩子，从而失去了作为女人应有的性需求，也会导致性趣降低。

5. 如何消除产后性生活障碍

丈夫需要和妻子沟通，双方互相体谅，克服心理障碍。在产妇身体彻底康复后再进行性生活，在性生活时注意循序渐进，性生活时要注意动作轻柔，可适当增加前戏或使用润滑剂。

健康贴士

1. 产褥期结束后才可能是性生活的开始，切勿操之过急。

2. 产后性生活中，丈夫要对妻子多体贴沟通，避免生产过程给产妇心理和生理带来的双重变化对性生活造成不良影响。

3. 注意避孕，剖宫产分娩的妈妈建议至少间隔 2 年再生育。

叁

妇科常见疾病

"宫颈糜烂"是病吗

医生，你看一下我的宫颈有没有糜烂啊？

您平时有没有同房后出血或者白带异常呢？

这些症状都没有。我去年体检显示宫颈糜烂二度，现在怎么样了？要不要治疗？

"宫颈糜烂"到底是不是病，让我带您认识它，揭开它的真面目。

1. 什么是"宫颈糜烂"

宫颈，为子宫向下的延伸，长 2.5~3cm，分为宫颈阴道部和宫颈阴道上部，也就是说，宫颈是子宫和阴道的连接处，起着承上启下的关键作用。

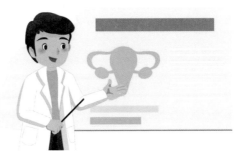

阴道的鳞状上皮在宫颈部位交接为子宫的柱状上皮，这交界线叫做"宫颈的鳞柱交界"，而在育龄期，女性鳞柱交界受雌激素的作用

而向宫颈外口移动，因此肉眼可见。而柱状上皮看起来像糜烂样改变，所以被俗称为"宫颈糜烂"，我们常说的"宫颈糜烂"并非真的糜烂。

"宫颈糜烂"是一种正常生理现象，现代医学已经不用"宫颈糜烂"这个名词了，改称为"宫颈柱状上皮异位"，但是因为多年来形成的习惯，很多医生还是会说"宫颈糜烂"。

2. 为什么会得"宫颈糜烂"

青春期和生育期，尤其是妊娠期的女性，雌激素增多，使柱状上皮外移至宫颈阴道部。柱状上皮非常菲薄，其下方间质内的毛细血管会隐隐透出，呈现为红色，看起来像"糜烂"。但这并非真正的上皮细胞脱落、缺失形成的溃疡、糜烂面。

大家对"宫颈糜烂"的困惑还是挺多的，我们看一看常见的几个问题：

问题1："宫颈糜烂"影响怀孕吗？

年轻的女性，体内雌激素水平高，容易出现宫颈糜烂的表象，这种情况是很正常的。如果是准备怀孕的女性，做了宫颈细胞学检查及HPV检查且没有发现问题，那就不需要担心，放心大胆去怀孕就可以了。

问题2："宫颈糜烂"会自行消退吗？

宫颈糜烂和体内的雌激素水平高有一定的关系，当体内的雌激素水平下降时，外翻到宫颈表面的柱状上皮有可能会回缩到宫颈管内，就会表现为糜烂面自己好了。

问题3："宫颈糜烂"影响性生活吗？

有些女性担心自己有宫颈糜烂，不敢性生活，怕过度的摩擦会造成糜烂面的出血，引起糜烂越来越严重。其实这种担心是完全没有必要的，宫颈糜烂既不影响你的日常生活，也不影响你的性生活，该做什么就做什么，定期做宫颈筛查就行了。

3.治疗和预防

（1）治疗

"宫颈糜烂"是一种生理现象，无需特殊处理。但是有些人会出现阴道分泌物增多，甚至性交后出血等现象。此外，要特别要注意一点：由于"宫颈糜烂"与宫颈的癌前病变、宫颈癌在肉眼检查上很难区分，因此，对于"宫颈糜烂"，需要先进行宫颈癌筛查以排除宫颈癌前病变和宫颈癌。在排除宫颈细胞学异常的情况下，没有症状的"宫颈糜烂"无需治疗；对有接触性出血、阴道分泌物增多或异常等明显症状的女性，可适当采用药物治疗及物理治疗等。

（2）预防

有性生活的女性，不必再纠结于"宫颈糜烂"，一定要定期进行宫颈癌筛查。目前建议：21岁以上的女性（有性生活史）应该每年进行一次宫颈细胞学（TCT）检查，30岁以上女性建议联合HPV检查。如果连续3次HPV和宫颈细胞学检查都呈阴性，可以延长筛查间隔到每3年检查一次。至65岁后，根据既往筛查结果决定后续筛查间隔及时间。

健康贴士

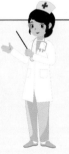

1."宫颈糜烂"是生理现象，不必过于紧张。

2.有性生活的女性要定期进行宫颈防癌筛查。

3.若宫颈防癌筛查无异常，且"宫颈糜烂"无症状，是无需治疗的。

来大姨妈肚子痛，是生病了吗

大夫，我来大姨妈时肚子痛，是生病了吗？

您痛经的症状大概出现多久了呢？月经量是否有变化呢？

痛经3年了，越来越重，月经量也越来越多，您说我是不是得什么病了？

痛经是一种病，发生率高，疼痛严重时影响生活质量。医生需要根据疼痛的程度和原因进行仔细诊断，然后给您合适的治疗建议。

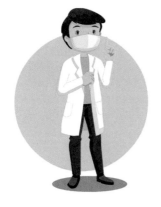

1. 什么是痛经

在月经前后或在月经期出现下腹疼痛、坠胀，伴有腰酸或其他不适的情况，称为痛经。常见的痛经症状包括：从月经来潮前 1~3 天开始，小腹附近阵发性绞痛，可放射至私处、肛门、腰骶部和大腿内侧，疼痛严重时患者不能忍受，会头晕、低血压、面色苍白及出冷汗，甚至昏厥。

痛经可分为原发性痛经和继发性痛经。

根据疼痛程度分为轻度、中度和重度，其中轻度痛经就是隐隐作痛，不影响日常工作与生活；中度痛经就是小腹疼痛较重，伴有恶心呕吐的感觉，并开始影响工作和生活；重度痛经是小腹疼痛剧烈，令人难以忍受，或有四肢冰冷、脸色苍白、呕吐腹泄的症状，必须服用止痛药才可以缓解。

2. 为什么会发生痛经

原发性痛经是指生殖器无器质性病变的痛经，主要是因宫颈口狭小而月经血流出不畅引起，所以容易发生在小女孩或者没有生育过的年轻女性朋友身上。还可能与月经来潮时子宫内膜前列腺素（PG）含量增高有关：月经期子宫内膜溶解剥脱释放出大量前列腺素，前列腺素含量高可引起子宫平滑肌过强收缩，血管挛缩，造成子宫缺血、缺氧而表现为痛经。过多的前列腺素进入血液循环，还可引起消化道及心血管症状，比如恶心、呕吐等。此外，原发性痛经还受精神及神经因素影响，疼痛的主观感受也与个人痛阈有关。

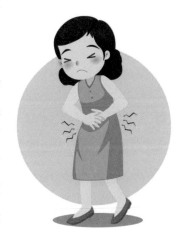

继发性痛经是指原来不痛、后来由盆腔器质性疾病所引发的痛经。很多妇科疾病都可以造成痛经，最常见的当属子宫内膜异位症和子宫腺肌症了，有时一些黏膜下肌瘤也可以造成痛经。这些都需要仔细进行妇科检查才能确诊。

3. 治疗和预防

原发性痛经的女性朋友，应加强营养、增强体质、保持身心适当休息，痛经严重影响生活和工作者可以采用药物治疗，包括前列腺素合成酶抑制剂（布洛芬、双氯芬酸等），或口服避孕药，疗效达90%以上。痛经发作期间可以在医生指导下使用阿托品、颠茄合剂等解痉类药物。吗啡类镇痛药容易上瘾，不宜久用。

继发性痛经女性应该及时去医院检查，明确疾病类型后再进行不同的处理。可采用药物治疗，如非甾体抗炎药、口服避孕药、孕激素、

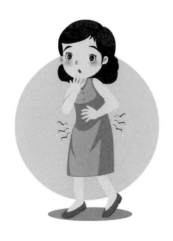

GnRh-a 等。对于用药物治疗效果不好、局部病变加重或者生育功能未恢复者、较大的卵巢子宫内膜异位囊肿者可行手术治疗。根据手术方式的不同可分为保留生育功能的手术、保留卵巢功能手术和根治性手术，可根据患者需求及病情选择。也可以药物与手术联合治疗，降低术后复发率。

那我们如何预防痛经，特别是继发性痛经呢？对于有痛经的晚婚女性，建议尽早生育；对于已生育或无生育要求者，建议严格避孕，避免意外妊娠及流产。如进行输卵管造影检查等，应在月经干净 3~7 天内进行，减少造成继发性痛经的机会。

健康贴士

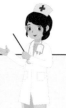

1. 出现"痛经"别忍着。

2. 查找病因很关键。

3. 积极治疗以绝后患。

白带增多为哪般

 我最近感觉白带跟以往不一样。

是有什么改变呢？

 最近我自己能闻到明显的异味，都有点尴尬，有时候还觉得瘙痒。

那我们需要做个妇科检查和白带化验来帮助诊断。找对病因，用对药，疗效加倍。

1. 什么是白带异常

白带是由阴道黏膜渗出液、宫颈管及子宫内膜腺体分泌液等混合而成。正常白带呈白色稀糊状或蛋清样，黏稠、量少，无腥臭味。但如果透明黏稠白带显著增多、白带呈灰黄色或黄白色泡沫状、白带呈凝乳块或豆腐渣样、白带呈灰白色伴鱼腥味，或者出现脓性白带，就属于白带异常了。

2. 为什么会出现白带增多

下面我们就探讨一下白带增多的常见原因。首先，白带增多本身并不一定意味着疾病，有一些是生理现象，也有一些是疾病原因所致。

（1）常见的生理原因有哪些呢？

①白带最易受到女性体内雌孕激素水平的影响。排卵期前，由于

雌激素水平升高，促使宫颈腺体的上皮细胞增生，宫颈黏液的分泌量增加等，使得白带增多，质稀，色清，外观如鸡蛋清样，这属于正常现象。而月经的后半期，孕激素作用下白带逐渐变稠，可以表现为乳白色。

②女性怀孕时，受激素水平影响也会分泌较多稠浓的黏液；此外，随着子宫增大，盆腔及阴道受到压迫，促使邻近血管扩张、充血，这也可能造成阴道黏膜渗出液增加，但无需治疗。

③正常性生活或者性兴奋会刺激阴道分泌物的产生，造成白带增多的现象，这也属于正常的生理反应。

④服用雌激素药物、避孕药后，白带会增多，这与体内雌、孕激素水平的变化有关。

（2）常见的病理原因又有哪些呢？

患生殖道炎症或妇科肿瘤时，白带量显著增多且有性状改变，称为病理性白带。临床常见的原因有：

①宫颈炎。白带量多，乳白色黏液状或淡黄色脓性，偶可混有少量血丝，有腰骶部疼痛、盆腔部下坠痛，严重者可造成不孕。

②阴道炎。白带增多，稀薄泡沫状或白色稠厚豆渣样，无味或有

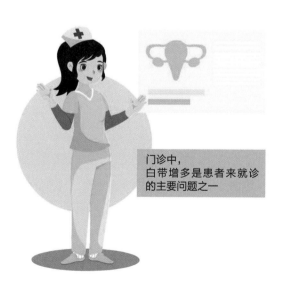

门诊中，
白带增多是患者来就诊的主要问题之一

臭味，阴道口及外阴瘙痒、灼痛或性交痛，可伴有尿频、尿痛、血尿。

③子宫肌瘤（尤其是黏膜下肌瘤）。白带增多，腰酸、下腹坠胀、腹痛，月经周期缩短、经量增多、经期延长，不规则阴道流血，肌瘤大者腹部胀大，下腹部扪及包块物，或有尿频、便秘、大便不畅、不孕。

④盆腔炎。下腹坠胀、疼痛，白带增多，月经增多或月经失调，腰骶部酸痛，可有发热、疲乏或精神不振、周身不适。

⑤输卵管肿瘤。阴道排液，为浆液性黄水，有时为血性，通常无臭味，腹痛，部分患者可触摸到下腹部肿块。

3. 预防

女性朋友们应每 1~2 年进行一次全面的妇科检查，对早期发现的妇科疾病及时诊治。

日常生活中，如果出现白带增多，一定要多加重视，它可能是妇科疾病的"信号"。可根据自身症状初步判定是生理性还是病理性原因，如不确定请及时就诊。

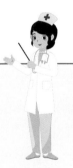

健康贴士

1. "白带增多"不容小视。

2. 一旦出现白带异常，应尽快就诊。

3. 寻找病因是关键。

阴道炎该怎样治疗

 医生，我这外阴又开始痒了，白带还多，怎么办？

 你外阴瘙痒有多久了？以前也得过阴道炎吗？

 我这次痒了有2~3天了，以前得过霉菌性阴道炎，还有细菌性阴道炎，经常反反复复的，我都被烦死了，我要怎样才能根治呀？

 阴道炎是常见病，易复发，不同的阴道炎，治疗方法也不同。

1. 什么是阴道炎

阴道炎是女性常见病、多发病，除可以引起女性朋友不适以外，还可能导致一系列与生殖道感染相关的疾病、引发严重后果，危害女性生殖健康。常见的阴道炎包括阴道毛滴虫病、外阴阴道假丝酵母菌病、细菌性阴道病和需氧菌性阴道炎。

2. 为什么会得阴道炎

阴道毛滴虫病是由阴道毛滴虫引起的常见阴道炎症，也是常见的性传播疾病。主要传播方式为性交传播。多数感染者初期没有或仅有轻微症状，但其泌尿、生殖道感染可能持续数月至数年。男性可能会有尿频、尿痛等泌尿系统感染的症状；女性会出现阴道分泌物增多，黄绿色稀薄脓性、泡沫样白带，并伴有外阴及阴道口瘙痒，性交痛等。

外阴阴道假丝酵母菌病，以前曾叫做念珠菌性阴道炎，通常是由白假丝酵母菌引起，偶尔会有其他假丝酵母菌。这种阴道炎的典型症状有外阴瘙痒，外阴部灼热痛、性交痛及排尿痛。阴道分泌物稠厚，呈凝乳或豆渣样。也可经性交传播，但主要还是女性朋友自身抵抗力差引起，所以无需对性伴进行治疗。但如果男性性伴有龟头炎或其他皮损，需要进行假丝酵母菌检查及治疗。复发性外阴阴道假丝酵母菌病是指1年内有症状并经真菌学证实的 VVC 发作4次或以上，可能与使用消炎药、糖尿病、免疫力低下和长期使用糖皮质激素等因素有关。

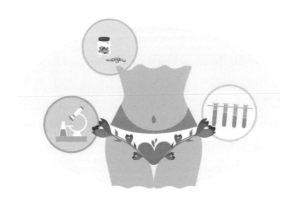

细菌性阴道病是一种由阴道内产生过氧化氢的正常乳杆菌被大量厌氧菌（如加德纳菌、普雷沃菌、动弯杆菌和其他 BV 相关致病菌）替代导致的菌群失调。典型症状是带有鱼腥味的稀薄阴道分泌物增多，可伴有轻度外阴瘙痒或烧灼感，性交后症状加重。

需氧菌性阴道炎是一种由阴道内乳杆菌减少或缺失，需氧菌增加引起的阴道炎。典型症状为外阴烧灼感或刺痛、性交痛，阴道分泌物黄色伴异味，阴道黏膜红肿、溃疡或一定程度地萎缩。

3. 治疗

阴道毛滴虫病一经确诊，需与性伴侣同时治疗，且双方治愈前性生活应加用工具避孕。治疗时全身用药效果最好，可选择口服甲硝唑或替硝唑治疗。预防阴道毛滴虫病的最佳方法是性生活时全程正确使用安全套。对于复发性阴道毛滴虫病最可能的原因是性伴侣未治疗而再次使女性感染。

单纯性外阴阴道假丝酵母菌病可选择阴道或口服用药。对于这类女性朋友，应积极寻找并去除诱因，预防复发，根据培养及药敏试验，可以适当延长初始治疗时间，使真菌学转阴，然后再进行抗真菌维持治疗。治疗期间应定期复查，监测疗效。

细菌性阴道病不推荐对性伴进行治疗。治疗时选用抗厌氧菌药物，主要有甲硝唑、替硝唑和克林霉素等，可选择全身用药（口服为主）和局部用药（阴道上药）。细菌性阴道病是由阴道微生物菌群失调造成，因此细菌培养在诊断中意义不大。细菌性阴道病复发者可选用与初次治疗不同的抗厌氧菌药物，也可以使用阴道乳杆菌制剂，恢复及重建阴道的微生态平衡。

需氧菌性阴道炎与细菌性阴道病一样，不推荐对性伴进行治疗。治疗时选择抗需氧菌药物，包括克林霉素、头孢呋辛、喹诺酮及卡那霉素等。对于有阴道黏膜萎缩的更年期或绝经期的女性，可局部加用雌激素。

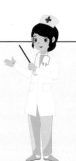

健康贴士

1. 我们日常生活中一旦出现白带异常或外阴不适等症状，还是应该赶紧去医院找专科医生帮忙。

2. 先检查清楚病因，再进行针对性治疗。

3. 遵医嘱完成治疗，方可早日摆脱烦人的阴道炎！

令人尴尬的漏尿

 医生您好，我最近一跳绳就漏尿，您看我是怎么了？

 这就是医学上常说的压力性失禁，俗称"漏尿"。

 自从生完我家老二就这样了，我这么年轻，为什么会这样，太让人崩溃了。

 尿失禁发生与妊娠分娩及年龄有关。它又被称为"社交癌"，因为漏尿严重时会极大地影响女性的社会交往和生活质量。随着盆底康复技术的普及和盆底手术的日趋成熟，漏尿失禁不再可怕，女性朋友们可以拥有健康盆底，幸福生活。

请问您在日常生活中，是否遭遇过下面的尴尬呢？

恶心呕吐时吐尿了；

大声咳嗽时咳尿了；

开怀大笑时笑尿了；

跳跃运动时跳尿了；

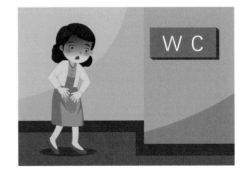

挺举下蹲时蹲尿了；

抱孩子负重时压尿了；

尿急了、夹不住而急尿了……

这就是漏尿，你有吗？

1. 什么是"漏尿"

漏尿，它的医学名称叫尿失禁，指膀胱内的尿不能控制而自行流出。

漏尿在我们日常生活中极为常见，在中国有 1/3 的女性受到尿失禁的困扰。它是影响女性生活质量的五大慢性疾病之一，同时严重的尿失禁会对女性的身心健康和社会交往产生极大的影响，因此也被称为"社交癌"。随着人们对生活质量要求的提升，漏尿也被大家越来越重视。

漏尿可能出现在女性的各个生命阶段，包括青春期、婚前期、孕前期、孕期、产后、节育期、更年期至老年期，其中在孕期、产后及绝经后女性中漏尿的发生率最高。

2. 我为什么会漏尿

下面我们先来认识一下盆底肌。盆底肌是指封闭骨盆底的肌肉群，它是个大力士，犹如一张"吊床"，牢牢托住了尿道、膀胱、阴道、子宫、直肠这些盆腔脏器，让它们维持在正常位置并发挥相应的功能。如膀胱、尿道控制好小便，直肠控制好大便，阴道维持一定的紧缩度，进而拥有和谐的性生活。

正常的盆底吊床吊力良好，盆腔脏器的位置和功能稳定。然而，盆底吊床在激素变化、妊娠压迫、分娩损伤及慢性腹压增加等盆底损害因素的作用下，弹性会变差，"吊力"不足，即盆底肌松弛，导致吊床上的器官无法维持在正常位置，从而出现盆底功能障碍，如盆腔脏器脱垂、漏尿等。

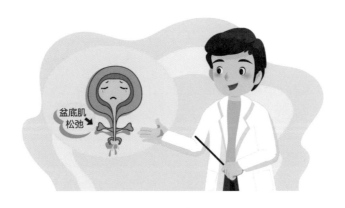

盆底肌松弛

3. 治疗和预防

（1）治疗

遇到漏尿，我们首先可以根据自己的临床症状来进行漏尿严重程度的划分：

①如果在咳嗽、打喷嚏时发生漏尿，平时不需要用护垫，为轻度；

②如果在上下楼梯、快走等日常活动时发生漏尿，平时需要用护垫，为中度；

③如果在翻身、起立等日常活动时发生漏尿，平时需持续用护垫，为重度。

如果您的漏尿程度为轻、中度，可以进行盆底肌锻炼和盆底康复治疗，有效率可达九成。盆底肌锻炼又称凯格尔锻炼，是迄今为止最简单、易行、安全有效的盆底康复方法。正确的锻炼方法可以加强薄弱的盆底肌肉力量，增强盆底支持力，改善并预防漏尿和盆腔脏器脱垂的进一步发展。盆底功能锻炼还可以辅以生物反馈治疗、电刺激和盆底磁刺激等盆底功能锻炼方法，增强盆底功能锻炼效果。推荐女性发现盆底问题，尽早进行盆底康复治疗以修复盆底功能。

如果您的漏尿程度达到中、重度，建议您进行尿动力学检测，同时结合您盆腔脏器脱垂的严重程度进行病情的精准、客观的分度，必要时进行盆底手术治疗。若担心盆底手术的风险和不良反应，也可先进行盆底康复的试验性治疗。

（2）预防

首先要养成良好的饮水和小便习惯，不少尿失禁患者碍于病情不敢多饮水，这是一个普遍的误区。定时、定量饮水，其实是一种膀胱训练。一般建议每次饮水的量不宜过少，每天喝8杯水左右，每杯水200~300ml为宜。同时还要定时上厕所，培养规律的小便习惯。另外一个护理的要点是要预防腹压的增加。咳嗽、打喷嚏会增加腹压，因此要避免进行增加腹压的运动，如举重、快跑、跳跃等等，如果有慢性的咳嗽就需要积极治疗。

　　此外，日常生活中要避免较重的体力劳动，特别是增加腹压的劳动，如长期站立和下蹲。防治便秘，保持合适体重，避免肥胖和常穿塑身衣，不建议将跳绳、仰卧起坐等增加盆底冲击力的运动作为日常锻炼活动。

健康贴士

　　1. 尿失禁困扰很多女性朋友。

　　2. 出现了尿失禁，可以通过盆底康复治疗或手术来解决。

　　3. 学会"饮水"，养成规律大小便的良好习惯，避免慢性咳嗽和增加腹压的活动。

乳腺结节严重吗

 医生您好，我体检时发现乳腺上长了个结节，您快帮我看一下吧！

您好，请把您的检查结果给我读一下。

 报告单上写了"右侧乳腺低回声结节（BI-RADS 3级）"，听同事说乳腺结节会变成乳腺癌，您快帮我看看吧，担心死了！

生活中，像您这样的女生很多，体检发现了乳腺结节，不知道结节到底是什么，也不知道该怎么办，疑心自己得了乳腺癌，或者因担心后期会发展为癌症而十分焦虑。乳腺结节一般是良性病变，而乳腺癌是恶性肿瘤，两者有天壤之别。要会正确理解检查报告。

1. 什么是乳腺结节

乳腺结节在临床上十分常见，是医学影像学的一种描述，它不是一种疾病的名称，更不意味着一定是癌症。实际上，大部分的乳腺结节是良性的，包括乳腺纤维瘤、乳腺囊肿、乳腺脂肪瘤、乳管内乳头状瘤等，只有少部分的结节是恶性的。大家更关心的是，怎么判断自己的结节是不是恶性的呢？如果有了结节该怎么办呢？

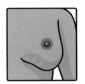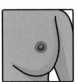

一般来讲，乳房触诊和影像学检查能够进行初步的诊断。

乳腺视诊及触诊一般在月经干净后进行，大家只要记住四字口诀"看、摸、挤、查"就行了。首先我们观察乳腺的外观，包括乳腺的形状、肤色，是否有皮肤凹陷，双侧乳房是否对称；触摸乳房、乳腺外侧及腋窝，检查是否有肿块、硬结；轻轻挤压乳头，观察乳头是否能够挤出液体；最后，如果我们发现有乳头的凹陷、皮肤的溃烂、皮肤橘皮样改变、乳头溢液、乳腺发红、肿块、淋巴结肿大等情况，就需要去医院进一步检查了。

乳腺 B 超是发现乳腺结节最常见的方法，也是女性乳腺癌普查的方法之一。乳腺结节分级叫做 BI-RADS 分级，根据影像学中结节的边界、回声类型、血流信号、密度等情况对异常的腺体信号进行评分，通常是分级越高，恶性的可能性越大。1 级提示未见异常；2 级，考虑良性病变，6 个月 ~1 年定期随访；3 级，良性病变可能性大，3~6 个月随访一次；4 级又分为 4a、4b、4c 三个等级，4a 级结节恶性的可能性 <10%，4b 恶性的可能性 >10% 但 <50%，4c 恶性的可能性 >50%；5 级为高度怀疑恶性，恶性的可能性 ≥ 95%，4 级和 5 级均需要活检明确结节性质；6 级为病理已确诊是恶性病变，在条件合适时进行手术切除。

BI-RADS 分级及处理建议		
分级	处理	恶性可能
1 级：阴性	常规筛查	基本无
2 级：良性	常规筛查	基本无
3 级：可能良性	短期随访或继续监测	0~2%
4 级：可疑恶性		2~95%
4a：低度可疑恶性		2%< 可能性 ≤ 10%
4b：中度可疑恶性	明确病理诊断	10%< 可能性 ≤ 50%
4c：高度可疑恶性		50%< 可能性 <95%
5 级：高度提示恶性		≥ 95%
6 级：活检证实的恶性	合适条件下，切除	100%

2. 为什么会出现"乳腺结节"

乳腺结节的病因有哪些呢？①乳房感染，这是一种良性病变，特征是乳房内形成触痛性结节，伴有乳头分泌物产生，好发于哺乳期妇女；②脂肪坏死，是一种良性病变，特征是乳房内脂肪沉淀形成结节，常因外或手术损伤造成；③纤维腺瘤，是一种良性病变，特征是乳房内形成无痛性结节，多为圆形或椭圆形，富有弹性，好发于 20~30 岁女性；④恶性肿瘤，是一种恶性病变，特征是乳房内形成形状不规则、边界不清楚、质地坚硬的结节，好发于围绝经期或绝经后妇女。

3. 发现乳腺结节该怎么办

下一个问题来了，发现了乳腺结节，我们应该怎么办呢？首先，我们建议到正规的乳腺专科门诊进一步检查。进一步的检查主要包括乳腺钼靶和磁共振。其中钼靶是乳腺 B 超的一个补充检查，对以钙化为主的乳腺病变尤其是细小钙化灶敏感性更高，能够更准确地判断结节的大小，该检查对 50 岁以上妇女准确性高，对 40 岁以下及致密乳腺诊断准确性欠佳。乳腺磁共振（MRI）检查是乳腺 B 超及乳腺钼靶的补充检查措施。通过以上的检查对乳腺结节进行 BI-RADS 分级，如果结节是一至三级，意味着良性的可能性大，不必过分担忧，定期复查就行了。对于四级以上的结节就需要谨慎了，每 3~6 个月复查一次，关注结节变化，同时建议进行穿刺明确病理诊断，以防遗漏可能的乳腺恶性肿瘤。

健康贴士

1. 如果发现了乳腺结节，不要慌张。

2. 找专业医院进一步检查。

3. 经医生评估后，明确下一步的随访和治疗方案。

感染 HPV 就一定会得宫颈癌吗

 医生您好，我今年体检发现HPV阳性了，我是不是得宫颈癌了？

 您先不要着急，让我看看报告单，您这个是HPV16型感染，需要做个阴道镜检查，排除一下宫颈病变。

 医生，我HPV都感染了半年了，还没有转阴，怎么办啊？

 大部分妇女HPV感染一般在8~10个月便可自行消失，先别着急啊……

　　宫颈癌是女性最常见的恶性肿瘤之一，而研究表明，99.7%的宫颈癌与高危型 HPV 感染有关，随着 HPV 与宫颈癌的亲密关系被发现，一些女性朋友对 HPV 甚至到了谈虎色变的程度，那么 HPV 感染就意味着一定会得宫颈癌吗？

1. 从 HPV 的类型看风险

　　HPV 是人乳头状瘤病毒（Human Papilloma Virus）的缩写，主要侵袭人体的皮肤和黏膜组织。HPV 有多种类别，根据引起宫颈癌危险性的大小分为高危型和低危型。高危型 HPV 病毒包括 HPV16、18、31、33、35、39、45、51、52、58、59 等型别，与宫颈癌等肿瘤关系密切，其中 HPV16 和 18 型危害最大，在高危型中独占鳌头。低危型包含 HPV6、11、40、42、43、44 等型别，主要引起生殖道和肛门部位的湿疣等良性病变。女性在一生中感染 HPV 的概率多达 80%，然而大部分的感染都被我们自身的免疫系统消除了，所以发展为恶性肿瘤的概率非常低。

HPV 感染很常见，但只有高危型 HPV 的持续性感染才可能与宫颈癌或者癌前病变有关。当 HPV 感染持续不消，就可能出现宫颈病变，有些还可进一步发展形成宫颈癌。从 HPV 感染到癌前病变以至于宫颈癌的发生是一个较为缓慢的过程，尽早发现和干预可阻止疾病的发生发展。

2. 从日常表现警惕宫颈癌风险

非经期的阴道流血是宫颈癌早期的常见表现，常常发生在性生活或者妇科检查后，脆弱的宫颈表面常因为接触出现出血的症状。绝经后的女性出现阴道流血，同样需要警惕外宫颈癌。

阴道异常排液，常为白色或者淡黄色，量由少变多，随着疾病进展，排液量进一步增加或出现异味。

当宫颈癌侵犯周围组织，可能出现腹部疼痛、大小便异常等症状。

需要注意的是，大部分早期的宫颈癌在宫颈外观和症状上可能没有任何表现，常常被漏诊。

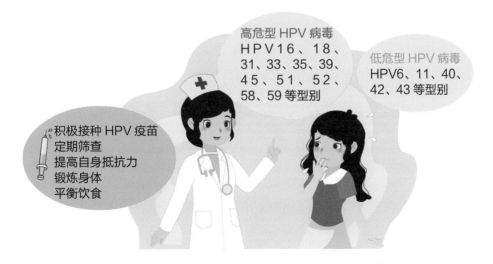

因而宫颈 HPV 和细胞学的筛查在发现 HPV 感染和癌前病变中十分关键，能够及早发现宫颈癌的早期病变。

3. 怎么预防宫颈癌呢

（1）接种 HPV 疫苗：在我国，女性从 9~45 岁均可接种 HPV 疫苗，分为二价、四价和九价三种类别，对宫颈癌的保护率在 80% 以上，越早接种效果越好；

（2）戒烟限酒，吸烟和饮酒均可增加宫颈癌的患病风险；

（3）积极锻炼、均衡饮食、调整作息，提高自身抵抗力，大部分的 HPV 感染都能够依靠自身免疫力消除；

（4）注意经期卫生和性生活前后的清洁，男性伴侣包皮过长、藏污纳垢也可增加感染细菌和病毒的风险；

（5）不过早进行性生活，年龄较小时生殖系统发育尚不完善，宫颈对病毒的抵抗力较弱，容易感染 HPV，增加宫颈癌的风险；

（6）性伴数量过多，或者不坚持使用安全套，也会增加感染 HPV 的风险；

（7）定期进行宫颈癌的筛查，尽早发现问题、进行干预，能够有效降低宫颈癌的发生风险。

健康贴士

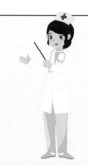

　　1.HPV 感染很常见，持续性高危型 HPV 感染可能会导致宫颈癌前病变或宫颈癌的发生。

　　2. 积极接种 HPV 疫苗、定期筛查很重要。

　　3. 提高自身抵抗力、锻炼身体、均衡饮食有助于 HPV 病毒消除。

想接种 HPV 疫苗的看过来

医生，九价HPV疫苗和四价HPV疫苗有什么区别啊？

两种不同的疫苗所预防的HPV的型别是不同的。HPV疫苗种类多，选择接种有学问。正确合理地选择，护佑女性远离宫颈癌。

医生，我接种了HPV疫苗，是不是不用做宫颈筛查啦？

不是，虽然接种了HPV疫苗，还是需要定期进行宫颈防癌筛查的。

1. 什么是 HPV 病毒

HPV 的全名叫做人乳头瘤病毒 (human papilloma virus)，之所以现在引起人们关注，是发现宫颈部位的 HPV 持续感染与子宫颈癌的发生密切相关。约 99.7% 的子宫颈癌患者合并有 HPV 感染。目前已确定的 HPV 型别有 200 余种，根据有无致癌性，将 HPV 分为高危型和低危型。我国国家药品监督管理局根据世界卫生组织 (WHO) 国际癌症研究机构的建议，将 HPV16/18/31/33/35/39/45/51/52/56/58/59/68 定义为高危型，其中以 HPV16、HPV18 诱发癌变的风险最高。

2. 为什么会感染 HPV 病毒

HPV 病毒主要通过性生活或密切接触传播。80% 以上的女性一生中至少有过一次 HPV 感染，90% 以上的 HPV 感染可在 2 年内自然清除，仅不足 1% 的患者发展至子宫颈癌前病变和子宫颈癌。

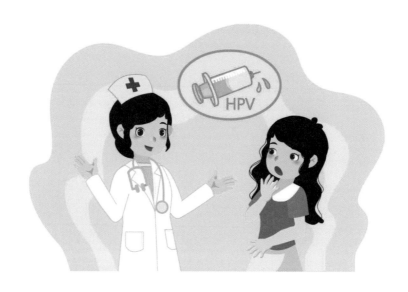

3.HPV 疫苗接种及常见问题

（1）疫苗接种

HPV 疫苗接种是预防 HPV 感染的有效方法，是防控 HPV 感染相关疾病的非常关键的一级预防措施。

HPV 疫苗主要诱导机体体液免疫反应，产生的中和性抗体在 HPV 进入机体时即可与病毒抗原结合，从而防止 HPV 感染。研究显示，二价、四价和九价 HPV 疫苗在完成全程免疫接种后，均可观察到较高的疫苗相关型别抗体阳转率和血清学抗体滴度。

目前国内现有的疫苗共有二价、四价和九价三种，我们分别来谈谈各型预防接种的适宜人群。

① 二价 HPV 疫苗：可以预防 16 型和 18 型两种 HPV 感染，适种人群为 9~45 周岁女性。即满 9 周岁可以开始接种第一剂；满 46 周岁后不再接种。二价疫苗虽然看着预防的型别少，但有力针对了最危险的两类 HPV 病毒，除此之外，多项研究表明，进口与国产 HPV 二价都能对 31、33、45 型 HPV 起到"交叉免疫"作用。

② 四价 HPV 疫苗：可以预防 16 型、18 型、6 型、11 型，增加两种低危型主要预防尖锐湿疣等性病。四价疫苗适种人群为 9~45 周岁女

性。即满 9 周岁可以开始接种第一剂；满 46 周岁后不再接种。

③九价 HPV 疫苗：可以预防 6 型、11 型、16 型、18 型、31 型、33 型、45 型、52 型、58 型。适种人群：9~45 周岁女性。即满 9 周岁可以开始接种第一剂；满 46 周岁后不能再接种。

（2）常见的几个困惑

问题 1：我 38 岁了，还有必要打 HPV 疫苗吗？

优先推荐 9~26 岁女性接种 HPV 疫苗，特别是 17 岁之前的女性；同时推荐 27~45 岁有条件的女性接种 HPV 疫苗。

问题 2：接种 HPV 疫苗前有必要进行 HPV 检测吗？

接种之前无需常规行细胞学及 HPV 检测，无论是否存在 HPV 感染或细胞学异常，对适龄女性均推荐接种 HPV 疫苗。

2019 年美国疫苗免疫实践咨询委员会和美国疾病预防控制中心均建议在 11 岁或 12 岁开始接种 HPV 疫苗，也可从 9 岁开始接种。HPV 疫苗可对尚未感染的 HPV 型别提供保护，即使感染了 1 种或多种 HPV 型别的受种者仍可从疫苗接种中获得保护。2017 年美国妇产科医师协会 (ACOG) 指南提出，不论有无性行为或既往暴露于 HPV，均推荐接种 HPV 疫苗。

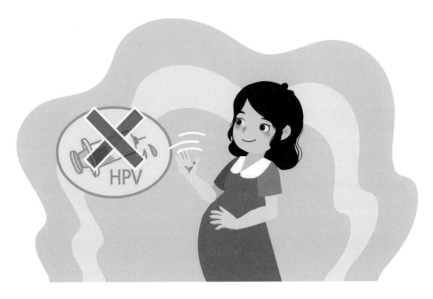

问题3：妊娠期和哺乳期可以接种 HPV 疫苗吗？

不推荐妊娠期女性预防性接种 HPV 疫苗。若近期准备妊娠，建议推迟至哺乳期后再行接种。若接种后意外妊娠，应停止未完成剂次的接种；已完成接种者，无需干预。

虽然目前临床试验尚未观察到血清 HPV 抗体经母乳分泌，但鉴于多种药物可经母乳分泌，且缺乏哺乳期女性接种 HPV 疫苗的安全性研究数据，因此，慎重推荐哺乳期女性接种 HPV 疫苗。

问题4：打了四价疫苗后，还能再打九价疫苗吗？

接种四价疫苗后，不建议再接种九价疫苗。无论是二价、四价还是九价疫苗，都可以非常有效地预防宫颈癌，只要打了一种就可以了，不推荐重复接种。

问题5：接种了 HPV 疫苗后，还需要接受宫颈癌筛查吗？

一定要。疫苗只是一级预防，宫颈癌筛查是二级预防，不能互相替代。建议已婚、有性生活的女性定期做宫颈癌筛查。

健康贴士

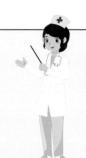

　　1. 积极接种 HPV 疫苗是有效预防 HPV 感染的好方法。

　　2. 接种 HPV 疫苗后仍需要定期进行宫颈防癌筛查。

想怀孕了发现子宫肌瘤，别怕，听听医生怎么说

医生，我今年体检发现了好几个子宫肌瘤，听身边的姐妹说有人就因为子宫肌瘤一直怀不上孕。

您好，请问您的月经有什么变化吗？

月经没有什么变化。但是我所说子宫肌瘤长大了会压迫小孩导致流产，我该怎么办啊，这个病能治好吗？需要开刀吗？

要回答以上问题，首先要了解什么是子宫肌瘤。子宫肌瘤是妇科常见病，它的症状与肌瘤的生长位置及大小有关，且临床表现多样化。子宫肌瘤对生育的影响也是育龄期女性关注的热点问题。

1. 什么是子宫肌瘤

子宫肌瘤是由子宫肌肉及周围组织增生形成的良性肿瘤，换句话说是我们的子宫上长了肌肉疙瘩。它是女性生殖系统最常见的一种良性肿瘤，25%~40%的育龄期女性都有子宫肌瘤。根据子宫肌瘤生长在子宫上的位置不同可分为三种类型，生长在子宫肌壁间的最为常见，叫做"肌壁间肌瘤"，向宫腔内生长的称为"黏膜下肌瘤"，而生长在子宫表面的称为"浆膜下肌瘤"。

子宫肌瘤根据位置和大小不同，常有不同的表现。大部分的姐妹得了子宫肌瘤是没有任何表现的，常常在体检的时候发现，尤其是较小的肌壁间肌瘤和浆膜下肌瘤。而另外一些朋友则有不同的表现：

月经的改变是子宫肌瘤最主要的症状，表现为月经量增多和经期延长，在较大的肌壁间肌瘤和黏膜下子宫肌瘤中最为常见，这是由增大的肌瘤影响子宫收缩且使子宫内膜面积增加引起的；

白带增多是子宫肌瘤的另一个表现，尤其在黏膜下子宫肌瘤伴有感染时常有大量白带；

肌瘤体积较大的情况下，在妇科检查时能够摸到下腹部肿块，有的黏膜下肌瘤甚至脱出到阴道内；

增大的子宫肌瘤还可压迫膀胱引起尿频，压迫直肠引起便秘的症状。

子宫肌瘤主要与以下病因有关：①遗传因素：子宫肌瘤患者的女儿患病风险大。②性激素水平：怀孕时，雌、孕激素分泌量增加，肌瘤有增大倾向；服用性激素类药物会引起肌瘤增大。

2. 子宫肌瘤与怀孕、分娩及产后子宫恢复

对于备孕期和怀孕的女性朋友来说，子宫肌瘤确实有可能引起一系列不良妊娠结局，有可能会出现以下情况：

若子宫肌瘤压迫宫腔，影响宫腔正常形态，可能导致不孕或流产；

若子宫肌瘤压迫胎儿，可能导致胎儿胎位异常、胎儿斜颈等；

若子宫肌瘤梗阻产道，可能导致产程延长或难产；

子宫肌瘤还增加了胎盘早剥、胎膜早破的风险，可能引起早产；

若子宫肌瘤影响胎盘的正常生长，影响子宫收缩，可能导致产后出血。

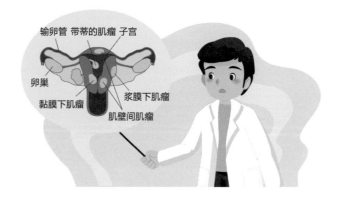

所以，可以去医院进行妇科体检和超声检查，尽早发现是否长肌瘤，长在什么位置、大小如何，便于评估肌瘤对妈妈和宝宝的风险。

临床上一般较小（≤4cm）且稳定的浆膜下肌瘤不影响备孕，有的较大的（≥4cm）或位置不好（如位于子宫黏膜下、较大的肌壁间或浆膜下、宫颈部位等）的肌瘤可能需要手术，建议患者以后再备孕。因为肌瘤较大或位置不好，女性本身在孕前就可能合并一些临床症状，例如月经量过多、继发贫血、不规则出血、分泌物异常等，女性在这些情况下要先根据病因进行相关处理，再在医生的指导下备孕。

妊娠期间，子宫肌瘤很可能会增大。子宫肌瘤是一种性激素依赖性疾病，主要与雌激素、孕激素水平相关。妊娠期，母体内的雌激素和孕激素处于高水平状态，因此子宫肌瘤的体积及增长速度也随之增加，并可能会对妊娠产生不利影响。若肌瘤恰巧向宫腔内生长，则有可能增加流产的风险。如果是向外突出生长，则影响要小一些。如果肌瘤阻碍产道，就会导致难产。肌瘤还容易影响到子宫的收缩，引起产后出血。有子宫肌瘤的患者在孕前就需要就医，评估肌瘤对妊娠的影响，制定合理的备孕计划，使孕期更加安全。

有子宫肌瘤的孕妇是否还能顺产，主要根据子宫肌瘤的大小和位置来综合评估。如果肌瘤长在子宫体，则对经阴道分娩的影响较小；宫颈部肌瘤，在产程中可能会延迟正常的分娩进程和增加产后出血的机会，产程中常见情况有宫口开放缓慢、胎头下降受阻和宫颈裂伤等。

如果剖宫产，对于术中是否同时去除肌瘤这个问题，目前还是有争议的。做剖宫产手术同时做子宫肌瘤剥除术，会额外增加各种的手术相关风险，包括大出血、术后感染，大量出血导致的输血风险、大出血导致子宫切除的风险等。因此对于剖宫产术中是否能同时进行子宫肌瘤的切除，不能一概而论，需要经过综合的临床评估后再做决定。

"坐月子"时，较大的浆膜下肌瘤或肌壁间肌瘤可能影响子宫收缩，进而可能造成子宫复旧延迟。还有较为少见的黏膜下肌瘤，如在分娩时并发感染，产后坏死组织的剥离则可导致晚期产后出血发生。

子宫肌瘤手术后一般多久能怀孕，也是人家关心的问题。一般来讲，带蒂型的浆膜下子宫肌瘤采用腹腔镜手术者，对子宫内膜和肌层影响较小，术后伤后恢复快，可在手术半年后尝试备孕；肌壁间肌瘤及浆膜下子宫肌瘤累及肌层较深者、子宫肌瘤多发者常常需要采用腹腔镜或者开腹手术，建议术后一年内避孕，以确保子宫有充分的时间恢复。

3. 手术治疗

对于体积较小且无症状的子宫肌瘤，可以定期复查，观察肌瘤生长情况和月经情况。

但当出现以下症状时，就需要手术干预了：

（1）子宫肌瘤引起月经过多或淋漓不尽，药物治疗无效，导致贫血，严重影响生活时，建议采取手术治疗；

（2）子宫肌瘤体积较大，压迫膀胱和直肠，引起尿频、尿急或便秘等症状；

（3）对于有生育计划的女性，子宫肌瘤压迫宫腔，既往有与子宫肌瘤相关的不孕史或流产史时，建议采取措施干预；

（4）黏膜下肌瘤会影响宫腔的正常形态，建议在怀孕前采用宫腔镜手术处理；

（5）怀疑子宫肌瘤发生恶变者。

健康贴士

1. 不是所有子宫肌瘤都需要治疗。

2. 如果子宫肌瘤患者出现了月经改变、肌瘤增长迅速，或者育龄期女性肌瘤压迫宫腔的情况，就需要治疗。

3. 如果子宫肌瘤患者需要手术治疗，那么根据肌瘤位置的不同，术后需要避孕的时间不等。

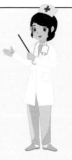

女性尿路感染，难以言说的痛

 医生，有个事情让我太难为情了，真不知道该怎么开口。最近我上厕所特别频繁，有点尿意就要跑厕所，不然就感觉要尿裤子，但是每次只能尿出一点点，而且下面像针刺一样好痛，小便里还带血丝，好害怕呀，我该怎么办？

请问最近您是不是喝水很少或者经常憋尿呢？

 您说得太对了，最近我就是这样的。

生活中，遇到过这种情况的女性朋友不在少数。别害怕，这是尿路刺激征的典型表现，可能是出现尿路感染了。尿路感染偏爱女性，和女性生殖系统的特殊性有关。做好日常生活防护，可以有效帮助您远离尿路感染。

1. 什么是尿路感染

尿路感染是指细菌侵入泌尿系统后所产生的炎症反应，通常伴随有细菌尿和脓尿，是泌尿系统（肾脏、输尿管、膀胱和尿道等）各个部位感染的总称，因此又被称为泌尿系统感染。它包括尿道炎、膀胱炎、肾盂肾炎三种类型，其中尿道炎和膀胱炎可引起尿频、尿急、尿痛等膀胱刺激症状，是尿路感染最主要的类型。育龄期女性和绝经后妇女是急性尿路感染的好发人群，采取针对性的治疗，尿路感染可以很快治愈。

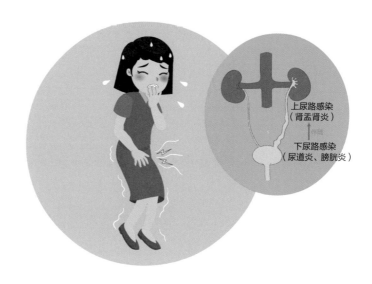

上尿路感染
（肾盂肾炎）

下尿路感染
（尿道炎、膀胱炎）

2. 为什么会得尿路感染

数据显示，一半以上的女性在一生中至少发生过一次尿路感染。尿路感染为何如此"钟爱"女性朋友呢？这主要与女性生理特征有关。

（1）女性尿道粗且短，一般只有 5mm，相比男性 18mm 左右细长的尿道，更容易被细菌侵入。女性尿道开口于阴道前庭，紧邻阴道和肛门，阴道内和肛门附近的细菌很容易通过尿道进入膀胱，引发尿路感染。

（2）育龄期女性，性生活较为活跃。如果女性不注意性生活前后的清洁或男性包皮过长、藏污纳垢，那么通过性生活过程中的挤压，尿道口周围的细菌可能进入尿道引发感染。

（3）更年期及绝经后女性，雌激素水平降低，尿道、生殖道黏膜萎缩，尿道的闭合功能减弱，且阴道内菌群的自调能力减弱，在阴道炎发作的同时也易引发尿路感染。

3. 治疗和预防

（1）治疗

女性出现泌尿系统感染的症状，应及时去医院接受正规治疗。

有朋友说多喝水就行了，实际上多饮水、增加排尿次数能够冲刷膀胱和尿道，稀释尿液浓度，从而缓解尿路刺激的症状，但并不一定能够治愈尿路感染。尿道和膀胱的炎症可随泌尿系统上行引发急性肾盂肾炎，长期迁延不愈可导致慢性肾盂肾炎甚至肾衰竭。

不恰当的抗生素使用会增加尿路感染病原菌的耐药性，引起多重耐药菌的出现，增加疾病诊治的难度。

尿路感染的治疗应遵循医嘱，包括增加饮水量、调整生活习惯以及进行正规的药物治疗。药物治疗主要以抗生素为主，包括喹诺酮类、青霉素类或头孢菌素类抗生素，孕期尿路感染需要特别注意禁用喹诺酮类抗生素，以免影响胎儿发育。

（2）预防

多饮水、勤排尿，避免长时间憋尿；

适当运动，尽量不熬夜，增加自身抵抗力；

选择透气性较好的棉质内裤，注意勤换内裤，避免经常性使用卫生护垫，经期勤换卫生巾，注意阴部清洁卫生；

养成性生活前后清洁会阴的习惯，建议性生活后立即排尿，男性需特别注意性生活前包皮褶皱部位的清洁；

女性尿道在阴道口及肛门前面，排便排尿后尽量从前向后擦拭。

健康贴士

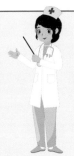

1. 出现了尿急、尿痛不要怕，可能是尿路感染在作怪。

2. 出现尿路感染，要接受正规治疗。

3. 多饮水、勤排尿、避免长时间憋尿、增强抵抗力，可以预防尿路感染。

体检发现卵巢囊肿，还能怀孕吗

医生，前几天单位体检，查出我有一个卵巢囊肿，我这几天都睡不着，我才28岁，还没生小孩呢！我还能怀孕吗？我是不是生不了孩子了？

那可不一定，大部分卵巢囊肿是不会影响生育的！

我为啥会得卵巢囊肿啊？

卵巢囊肿病因复杂，要结合囊肿大小、症状及辅助检查结果，具体分析。

1. 什么是卵巢囊肿

卵巢囊肿是卵巢内或其表面形成的囊状结构，囊内可含有液体或固态物质。它属于妇科常见病。

卵巢囊肿根据与月经周期是否相关，可分为功能性卵巢囊肿和非功能性卵巢囊肿，其中功能性卵巢囊肿与月经周期有关、较为常见，而非功能性卵巢囊肿与月经周期无关。

功能性卵巢囊肿也就是我们俗称的生理性囊肿，包含滤泡囊肿和黄体囊肿。滤泡囊肿是因为卵泡发育成熟，卵泡膜未破裂排卵，导致卵泡液潴留而形成的卵巢囊肿；黄体囊肿是卵泡释放出成熟卵子后形成的黄体，激素紊乱使黄体腔内有较多液体形成黄体囊肿。

非功能性卵巢囊肿包含皮样囊肿、囊腺瘤和卵巢子宫内膜异位囊肿。皮样囊肿又称为成熟畸胎瘤，是一种良性肿瘤，为最常见的生殖细胞肿瘤，占到卵巢肿瘤的 10%~20%，多为单侧，囊腔内充满油脂和毛发，有时可见牙齿或骨质。成熟囊性畸胎瘤恶变率为 2%~4%，多见于绝经后妇女。囊腺瘤有浆液性囊腺瘤和黏液性囊腺瘤等，属于卵巢良性上皮性肿瘤，多为单侧。卵巢子宫内膜样囊肿是异位的子宫内膜在卵巢内生长，囊内有咖啡色黏稠液体，似巧克力，俗称"卵巢巧克力囊肿"。

囊肿较小时多无症状，常在妇科检查时偶然发现。囊肿增大时，患者常感腹胀或腹部触及肿块，甚至可出现尿频、便秘、气急、心悸等压迫症状，妇科检查时可在子宫一侧或双侧触及囊性包块，活动佳，与子宫无粘连。

当卵巢囊肿发生蒂扭转、破裂时会突然引起一侧下腹剧痛，常伴恶心、呕吐甚至休克。卵巢囊肿发生感染时，可有发热、腹痛、腹部压痛及反跳痛、腹肌紧张及白细胞升高等症状，卵巢囊肿恶变时会迅速增长。

2. 为什么会得卵巢囊肿

卵巢囊肿在育龄期女性中常见，其发生可能和遗传、环境污染、不良生活方式、盆腔感染、内分泌失调和手术因素等相关。长期服用

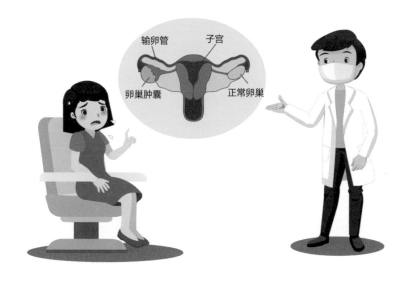

一些促排卵药或怀孕导致体内激素水平变化，可能会诱发卵巢囊肿。母亲患有卵巢囊肿，其女儿患病可能性比较大。此外，子宫内膜异位症者易形成卵巢囊肿。

3. 治疗和预防

对于功能性卵巢囊肿，患者观察2~3月或口服避孕药后会自行消失，不需要治疗，不会影响我们的身体健康，也就不会影响怀孕生孩子啦！对于体积较小的良性卵巢囊肿，患者可在观察的同时备孕。如果囊肿较大且持续存在（一般＞5cm）、持续增长、有恶变可能，或发生蒂扭转、破裂、感染等情况，则需要手术治疗。

卵巢囊肿的发生是由多种因素共同导致的，我们无法避免其发生，但可以积极锻炼身体，增强抵抗力，保持良好的心态，这有助于减少卵巢囊肿的发生。注意定期进行妇科体检，早发现、早诊断、早治疗。

健康贴士

1. 定期体检时发现了卵巢囊肿，不用紧张，应及时就医。

2. 卵巢囊肿患者一旦出现剧烈下腹痛，就需要及时就诊。

3. 保持良好的心态、增强抵抗力，有助于减少卵巢囊肿的发生。

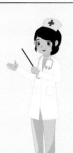

子宫性不孕，是咋回事

医生，我已经结婚两三年了，一直想要孩子，但是到现在也没怀孕，这是怎么了？

性生活正常的未避孕女性，未孕超过一年就可以诊断不孕症了，但是导致不孕的病因有许多，如子宫原因、排卵异常、输卵管不通等等，相应的治疗方法也不同。

我之前也做过些检查，医生好像说我是子宫性不孕。

子宫性不孕的病变可能在子宫体，也可能是子宫发生异常，要根据不同的病因积极治疗。

1. 什么是子宫性不孕呢

不孕症是一种由多种病因导致的生育障碍状态，是生育期夫妇的生殖健康不良事件。未避孕女性性生活至少 12 个月而未孕，这一现象被称为不孕症，对于男性则称为不育症。不孕症可分为原发性和继发性两大类，原发性不孕是既往从未有过妊娠史，未避孕而从未妊娠者；继发性不孕是既往有过妊娠史，而后未避孕连续 12 个月未孕者。我国不孕症发病率为 7% ~10%。不孕（育）症病因可分为女方因素、男方因素和不明原因性不孕，女性因素又可分为盆腔因素和排卵障碍两大类。

盆腔因素是我国女性不孕症的主因，特别是继发性不孕最主要的病因，约占全部不孕病因的 35%，包括：输卵管病变、盆腔粘连、盆腔炎症及其后遗症；子宫体病变；子宫颈因素；子宫内膜异位症及先天发育畸形等。

2. 为什么会出现子宫性不孕

子宫性不孕是指由子宫体病变、子宫颈因素、子宫内膜异位症、先天子宫发育畸形所引起的女性不孕症，例如子宫黏膜下肌瘤、子宫肌腺症、宫腔粘连、子宫内膜息肉、宫颈松弛、宫颈病变、纵膈子宫、双角子宫和双子宫等。

3. 子宫性不孕的治疗

对于病因诊断明确者，可针对病因选择相应的治疗方案。对于子宫病变者，子宫黏膜下肌瘤、肌壁间肌瘤凸向宫腔、子宫内膜息肉、宫腔粘连和纵隔子宫等，若显著影响宫腔形态，则建议手术治疗。子宫明显增大的子宫腺肌症患者，可先行 GnRH-a 治疗 2~3 个周期，待子宫体积缩至理想范围再行辅助生殖技术助孕治疗。生殖器结核活动期应先进行规范的抗结核治疗，药物作用期及药物敏感期需避孕。对于盆腔结核所致的子宫和输卵管后遗症，可在评估子宫内膜情况后决定是否行辅助生殖技术助孕。

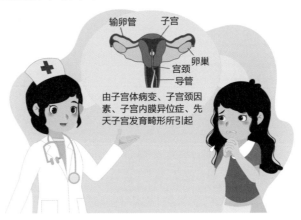

健康贴士

1. 正常进行性生活且未避孕，1 年以上仍未孕，可诊断为不孕。

2. 发现不孕要积极就诊。

3. 寻找不孕病因，积极治疗，以免延误治疗时机。

什么是内分泌失调

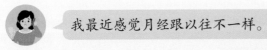

我最近感觉月经跟以往不一样。

嗯，是有什么改变呢？

最近我情绪波动特别厉害，而且脸上莫名其妙爆了很多痘痘，我都30多了怎么还会长青春痘？

由于生活节奏加快、环境污染加重，还有普遍的睡眠不足、饮食结构不合理、运动缺乏等多种因素的综合作用，人体的内分泌系统会产生变化。当女性的生殖内分泌失调时，其身体就会出现月经紊乱、痤疮、排卵异常、肥胖甚至不孕等情况。

1. 什么是内分泌失调

健康的人体通过内分泌系统中各种激素和神经系统共同调节人体的代谢和生理功能。内分泌腺和分散存在的内分泌细胞负责分泌激素。激素是内分泌系统的信息传递者，经体液传送至全身相应细胞发挥刺激或抑制作用，以调节功能。正常情况下各种激素通过反馈调节机制保持平衡，如因某种原因使这种平衡打破了（某种激素过多、过少或激素抵抗），即称为内分泌失调。当人体内分泌系统出现紊乱时，随之就会出现各种体征，尤其是女性，症状更为明显。

2. 为什么会出现内分泌失调

激素的分泌有着其自身的节律，如季节变化、昼夜更替、睡眠、饮食和应激均属于影响激素节律的因素。为了适应各种因素的变化，激素反馈调节系统也形成了相应的节律。一旦这些因素突然改变，原本的节律就会被破坏，导致内分泌失调。那这些因素又是如何引起内分泌失调的呢？

首先是环境因素。季节交替、气候变化过快时，会影响内分泌功能。另外，环境污染也是内分泌失调的重要原因，由于空气中存在一些化学物质，它们通过各种渠道进入人体后，就会形成一系列的化学反应，导致内分泌失调。例如外源性雌激素摄入过多，就会导致女性月经周期紊乱。

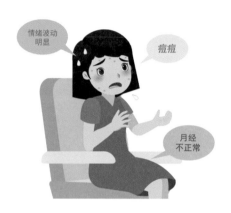

其次是生理因素。人体的内分泌腺有自我调节功能，可以使人保持生理的动态平衡，但内分泌腺的这些自身调节功能一般会随年龄的增长而下降，从而导致内分泌失调。有些人的内分泌失调是来自遗传。

几乎所有的垂体激素的节律都与睡眠和昼夜节律有关，因此失眠、长期熬夜、昼夜颠倒的人群极易发生内分泌失调。

情绪也会影响内分泌。心理原因对内分泌的影响很大。人们受到工作、生活、家庭等各方面压力的影响，神经处于紧张状态，情绪若发生改变异常，就会造成激素分泌的紊乱，导致内分泌失调。女性较敏感、情绪不稳定，又易因忧郁、急躁、怒气、思虑过度等内在因素扰乱气血运行，从而更易发生内分泌失调。

营养状况的影响也不容小觑。人体维持正常的生理功能就必须要有足够的能量、平衡的营养，否则，身体就会发生内分泌问题。例如有些女性朋友为了减肥，不吃主食、肉类，甚至连奶制品也放弃，吃些水果或者只吃减肥药。人长期受饿，会营养不足，使脑垂体功能衰退，不能分泌足够的促性腺激素，结果使得卵巢等生殖器官功能减退，内分泌出现紊乱。

3. 预防

自我调节舒缓压力。现代竞争社会，压力在所难免。要学会放松心情、缓解压力、避免熬夜，工作再忙也要保证每天至少 8 小时的高质量睡眠。

饮食规律且平衡。养成定时、定量进餐的饮食习惯，既不要暴饮暴食，也不要盲目节食；注意营养搭配，避免吃高脂肪、高热量的食物。已经出现内分泌紊乱征象的女性，更要注意清淡均衡饮食。

坚持运动有必要。适当运动可加快人体新陈代谢，提高身体素质，增强人体免疫力，改善心肺功能。多与人交流、跳舞唱歌、出门旅游、上老年大学等，都有利于让自己心情舒畅。

平时注意监测体重与月经。年轻女性的内分泌问题往往会首先表现在体重与月经周期的异常改变，因此要养成日常自我监测记录的好习惯。需要特别注意的是，若月经量或月经周期明显异于往常，一定要及时就医。

远离"富贵病"。中老年女性的高血糖、高血压、高血脂、骨质疏松以及肿瘤，是这个时期对健康最大的威胁。体重的增加是发生上述问题最主要的原因，因此，中老年女性首先要避免"发福"。

需要注意的是，年纪大了以后，机体调节修复能力下降，身体出现问题不要硬扛，应及时寻求医生的帮助。

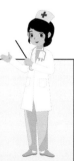

健康贴士

1. 内分泌受很多因素影响。

2. 我们要学会调整情绪、舒缓压力、规律健康地饮食、适量地运动。

3. 必要时应寻求医生的帮助。

流产后多久会来月经以及
多久能再次怀孕

最近我做了无痛人流手术，请问多久会再来月经？

一般22天左右卵巢可以恢复排卵的功能，月经大概在1个月左右来潮。有少数女性在无痛人流后还会出现其他的月经失调现象。一般2~3个月恢复正常。

那我多久才能备孕呢？

目前对于人工流产后再次备孕的时间间隔是有争议的，临床上医生通常推荐至少等3个月再备孕。而自然流产后备孕间隔时间无限制。

1. 什么是人工流产和自然流产

人工流产手术是临床用于早期终止妊娠的一种方法，包括药物流产和手术流产。手术流产又分为负压引术和钳刮术。世界流行病学调查显示，全球每年有5000万人进行人工流产。我国人工流产的比例较高，且正趋于年轻化。药物流产适用于妊娠7周内，人工流产（负压吸引术）适用于妊娠10周内，通常为门诊手术。人工流产（钳刮术）适用于妊娠10~14周内的早期妊娠，需住院手术。

自然流产就是没有通过人工干预，自行发生的流产现象，可由遗传因素、环境因素、母体因素等单个或多个原因引起。自然流产对孕妇的身体有很大的危害性。

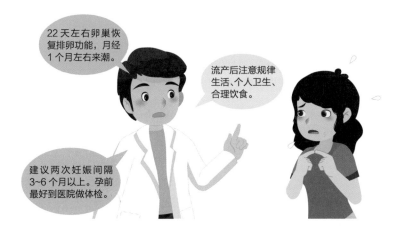

2. 流产后需要注意哪些

无论是哪种流产，恢复期间生活都要有规律。

在流产之后要确保有规律的起居和饮食习惯，并且要适当运动，每天的睡眠时间不能少于 8 小时。

注意个人卫生，应经常换洗衣物，并且要勤洗澡，但是不要盆浴或游泳。衣着应尽量宽松，不要系过紧的腰带，应穿平底鞋。

合理饮食，应选择富含维生素、微量元素且易消化、清淡的食物，要多食用新鲜蔬菜水果、豆类、鸡蛋和肉类食物。

确保舒畅的心情，可以通过听音乐、做自己喜欢的事等调和自身的情志。

禁行房事，流产后 1 个月之内不得过性生活，过早地恢复性生活，特别是阴道流血未净时，易造成生殖道感染如子宫内膜炎等妇科疾病。

3. 流产后多久可以再次怀孕

流产后需要一定的时间来让身体的各个系统得以充分地调养和恢复功能。如果再次怀孕的时间间隔太短，子宫内膜尚未修复，受精卵这颗"种子"就很难稳稳地在子宫内膜这片"土壤"中"生根发芽"，再次发生流产的风险也会增加。反复流产对女性的身心健康都是极其不利的。

一般建议两次妊娠间隔以 3~6 个月以上为宜。女性在怀孕前最好先到医院做个全面的身体检查，尤其是有胚胎发育不良、反复流产史者。一旦发现有不利于妊娠的因素，则需于再次怀孕前在医生指导下备孕。

如果在怀孕后出现流产的征兆，比如阴道流血、下腹疼痛等情况，应及时前往医院进行诊治。

健康贴士

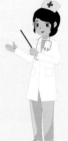

1. 流产后要注意规律地生活，注意个人卫生、合理饮食。

2. 流产后再次怀孕时间间隔不宜太短。

3. 自然流产或有不良孕产史的女性，怀孕前需要到医院检查。

年纪轻轻月经不来，是早更了吗

医生，我的月经2个月没来了，我是不是到更年期了？我才36岁，就进入更年期了吗？

您好，如果月经不来不一定就是到了更年期，请问以前您的月经是否规律呢？

我之前月经周期就比较长，要40天左右，但不会像这次这么长时间不来，现在怎么办呢？

分析月经不来的原因，寻找病因，才能对症治疗。

1. 月经不来的原因

月经不来，首先需排除怀孕。

月经周期是指两次月经第一天之间的间隔时间，比如这次月经3月1号开始，下次月经3月28号开始，月经周期即28天。正常女性月经周期为21~35天。此外，月经不仅受激素的调节，还会受到外界环境、情绪、睡眠、压力等多方面影响。

月经迟迟不来或闭经，可能和以下因素有关：

（1）精神因素

突然或者长期精神压抑、紧张、忧虑、压力、过度劳累、情感变化等，均可能引起神经内分泌障碍，导致月经紊乱甚至闭经。

（2）过度减肥、过量运动

很多女性过度节食减肥，殊不知，中枢神经系统对体重急剧下降非常敏感。过量运动可能会影响下丘脑，导致下丘脑功能失调，引起闭经。

（3）外源性因素

如大气污染、长期吸烟或者长期接触化工物质等，都会加大卵巢早衰风险。

（4）宫腔粘连

做过刮宫，或者发生过子宫内膜炎、盆腔结核等，尤其是有多次人流史，容易造成子宫内膜损伤，宫腔粘连，月经量减少。严重的话，也可能引起月经不来。

（5）内分泌紊乱

多囊卵巢综合征、高泌乳素血症、甲状腺功能异常等等会引起月经不来，甚至闭经，有些人甚至发展到不服用药物不来月经的地步。上述情况并非卵巢本身功能下降所致。

2. 令人谈虎色变的月经不来是什么原因

卵巢早衰是指女性40岁以前由卵巢内卵泡耗竭或医源性损伤导致卵巢功能衰竭，又称"早发型卵巢功能不全"。卵巢早衰的发生几率很低，出现月经稀发不一定就是卵巢早衰了。目前一般公认的诊断标

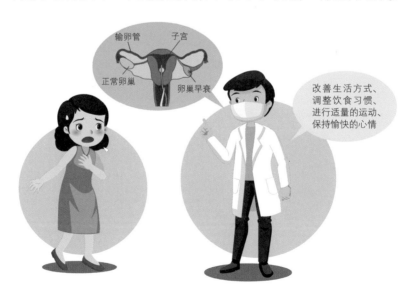

准有三个：

（1）女性患者年龄小于 40 岁；

（2）月经稀发或停经至少 4 个月；

（3）持续两次间隔 4 周以上的卵泡刺激素 >251U/L；

目前大多数卵巢早衰患者的病因还不明确，先天的卵子数才是决定因素。其他常见的病因有以下几方面：

（1）免疫因素

部分患者的病情是因自身免疫性疾病而引发的。免疫功能失调时，体内产生的自身抗体原会跑到卵巢组织周围，攻击正常卵子。而导致免疫功能失调的一大因素是病毒感染，如腮腺炎病毒。

（2）遗传因素

如果女性患上特纳综合征，也就是一条性染色体缺失，则可出现卵巢早衰并伴有智力低下。此外一些常染色体基因突变也可能与卵巢早衰有关。

（3）医源性因素

手术、放疗和化疗会对卵巢组织造成损伤，这种损伤是病理性的，可直接导致卵母细胞的凋亡。

3. 月经不来，咋办

（1）明确诊断

像王女士一向月经规律，停经 2 月，要做哪些检查？

① 尿妊娠试验：排除怀孕。

② 妇科超声：了解子宫、卵巢情况。

③ 性激素检查：促卵泡生成素（FSH）、促黄体生成素（LH）、雌二醇（E2）、孕酮（P）、睾酮（T）、泌乳素（PRL）、硫酸脱氢表雄酮（DHEA-S）、抗缪勒管激素 (AMH)。性激素检查不一定要在月经期，不来月经就随时可以检查。

④ 甲状腺功能检查。

⑤ 必要时可能需要做头颅磁共振（比如泌乳素增高，排除是否有垂体瘤）。

（2）治疗

根据月经不来的病因分析，医生一般会制定个性化的治疗方案。如果确诊卵巢早衰，也是有办法治疗的。注意正确使用性激素，合理制定个性化治疗方案，预防泌尿生殖道过早萎缩及其他退化性疾病。

除了药物治疗以外，患者需注意日常生活方式和饮食习惯，每日摄入足够量的维生素和矿物质，以降低心血管疾病、骨质疏松症、植物神经功能紊乱等所导致的远期并发症的发生概率。

健康贴士

1. 40岁前的女性，若月经稀发或停经4个月以上，持续两次间隔4周以上的卵泡刺激素 >25IU/L，要警惕卵巢早衰。

2. 如果出现了卵巢早衰，需要寻求医生帮忙。

3. 改善生活方式、调整饮食习惯、进行适量的运动、保持愉快的心情可预防卵巢早衰。

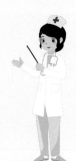

肚子痛就是盆腔炎吗

 医生，我下腹坠痛一年多了，被医院诊断为慢性盆腔炎，期间药物治疗效果不佳，性生活疼痛明显，严重影响正常生活，现在我心理压力特别大。

您好，下腹痛并不一定都是盆腔炎。

 那这是啥病呀？

还要进一步检查。盆腔痛是一类疾病的总称，原因很多，可以涉及多个系统，也是临床上让医生非常棘手的一类疾病。寻找盆腔痛发生的真正原因，对解决疼痛来说至关重要。

1. 引起女性腹痛的常见疾病

（1）盆腔炎性疾病

常见的引起女性腹痛的元凶就是盆腔炎性疾病，简称盆腔炎。

盆腔炎是由女性上生殖道感染引起的一组疾病，主要包括子宫内膜炎、输卵管炎、输卵管卵巢脓肿和盆腔腹膜炎。盆腔炎性疾病未及时治愈，易引发盆腔的后遗病变。

盆腔炎典型症状有：持续性下腹痛、活动或性交后加重、阴道分泌物增加。若病情严重，可出现高热、寒战、头痛、食欲缺乏等情况。若月经期发病，可出现经量增多、经期延长的现象。

若患者存在腹膜炎，可出现消化系统症状，如恶心、呕吐、腹胀、腹泻等。

（2）慢性盆腔痛

有以上症状的情况就考虑是慢性盆腔痛。

慢性盆腔痛为育龄期女性常见疾病，是指由各种功能性或器质性原因引起的，以骨盆及其周围组织疼痛为主要症状，时间超过6个月的一组疾病或综合征。

2. 为什么会得慢性盆腔痛

慢性盆腔痛其病因多为妇科疾病、泌尿系统疾病或骨骼肌肉系统疾病。50%以上的盆腔痛患者合并生殖泌尿系疾病，或肠易激综合征。肠易激综合征是最常见的消化系统疾病，而间质性膀胱炎、膀胱功能失调、慢性尿道炎等则是常见的泌尿系统疾病。

常见妇科疾病包括内异症、盆腔炎性疾病、盆腔粘连、子宫肌瘤、盆腔淤血综合征、子宫腺肌病以及盆底功能障碍及其相关手术治疗等，都可能导致慢性盆腔痛。腹腔镜检查是鉴别妇科因素导致慢性盆腔痛的金标准。

一些原因不明的慢性盆腔痛患者需要考虑盆腔淤血综合征的可能，常见症状包括疼痛部位不固定、充血性痛经、深部性交痛、性交后疼痛、长期站立后以及其他腹压增加时疼痛加重。

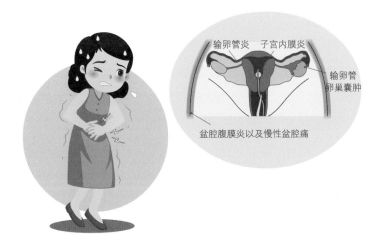

输卵管炎　子宫内膜炎

输卵管
卵巢囊肿

盆腔腹膜炎以及慢性盆腔痛

盆腔炎所致慢性盆腔痛有其特殊性。首先，部分患者有盆腔炎性疾病发作史；其次，主要症状为下腹部坠胀、疼痛及腰骶部酸痛，其特点为持续性钝痛及隐痛，常在劳累、性交后或月经前后加剧。此外，因盆腔炎性疾病常造成输卵管阻塞、积水、盆腔炎性粘连等病变，患者常合并有异位妊娠、不孕及盆腔炎性疾病的反复急性发作等后遗病变。盆腔炎性疾病致慢性盆腔痛的治疗方法主要有手术治疗、药物治疗、理疗等。

3. 治疗

（1）盆腔炎的治疗

积极抗炎是治疗盆腔炎的主要方法，常用方法包括抗生素、中成药、针灸、治疗等。

（2）慢性盆腔痛的治疗

慢性盆腔痛的处理十分复杂，往往需要药物治疗、手术干预、物理治疗及心理支持治疗等多种治疗方法的综合应用。

如果有反复下腹坠痛，病程较长，药物治疗效果不明显，患者一定不要慌张，应找专业医院进一步检查，经医生评估后明确下一步的随访和治疗方案。

健康贴士

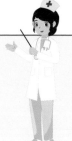

1. 除了盆腔炎引起腹痛，不要忽略了慢性盆腔痛。

2. 针对病因治疗才有效。

3. 不要盲目用药，专业医生才可靠。

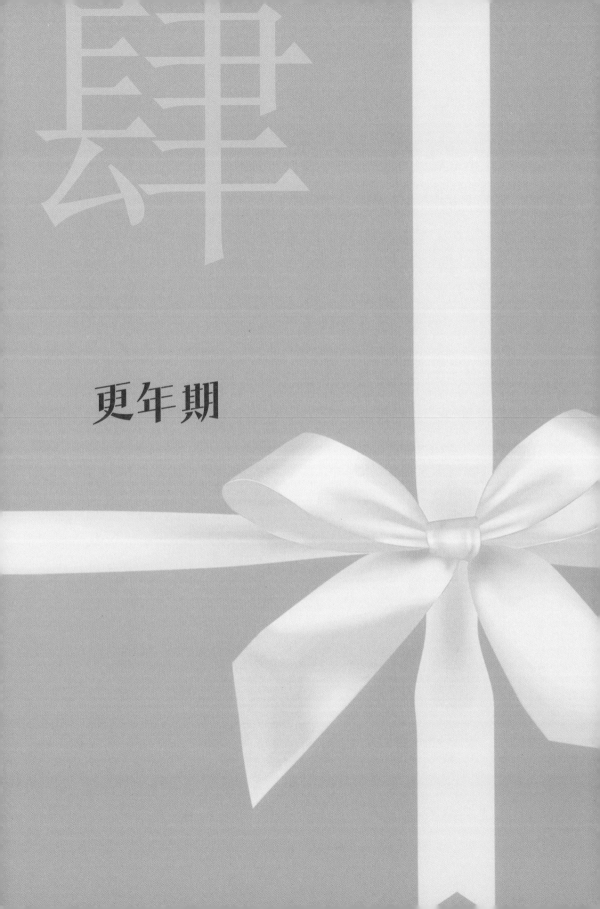

肆

更年期

挂在嘴边的更年期，
真的忍忍就扛过去了吗

医生，我最近月经总不正常是怎么回事呀？现在50岁了，月经有时候两三个月来一次，有时候还淋漓不干净，我是不是到更年期了？

听着您的症状，再结合年龄，可能是更年期了。您还有其他什么症状吗？

还有就是近2年我晚上总是睡不好，入睡困难，有时还会失眠，并且最近这记性也不好了，经常忘事。对了，还爱出汗，特别容易着急，动不动就发脾气。如果真的是更年期的话，听老姐妹们说，忍一忍两三年就扛过去了，是吗？

根据您的描述，还是符合更年期症状的。更年期是一个生理阶段，一些女性经历更年期时没有什么伴随症状，但有些女性会出现您上面提到的出汗、潮热、失眠、情绪不稳等症状。如果有症状的话可不是忍忍就好了哟，还是应该去医院做一些相关检查和治疗的。通过治疗可以明显改善症状，提高生活质量。

1. 什么是更年期？如何判断是否到了更年期 --------------------

日常生活中我们经常会听到"更年期"这个词，很多时候它甚至成了形容妈妈们坏脾气的贬义词。1994年，世界卫生组织（WHO）提出以围绝经期来代替更年期的表述，所以，更年期可以算是我们的口语，围绝经期就是专业术语了。通俗来讲，更年期就是女性卵巢功能逐渐衰退至完全消失导致月经出现改变至绝经的过渡时期。从专业角度来讲围绝经期是指从出现与绝经有关的内分泌、生物学及临床症状起，至最后一次月经后一年，包括绝经和绝经前后的一段时间。

更年期可始于 40 岁，历时短至 1~2 年，长至 10~20 年。我国大部分女性绝经年龄在 45-55 岁之间，平均为 50 岁。因此，当 40 多岁的女性，出现了月经不规律现象，同时感到身体、心理出现某些变化时，说明更年期要来了。

2. 为什么更年期女性会有各种身体不适

对于女性极其重要的雌激素几乎遍布全身各个器官，参与全身的

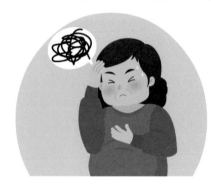

机能运动，女性的许多躯体、神经症状也与雌激素密切相关。更年期女性因为雌激素水平降低，往往会出现潮热、出汗、情绪不稳定、不安、抑郁或烦躁、失眠等症状，俗称更年期综合征。

但是在整个更年期，雌激素水平并非逐渐下降，而是呈现波动性下降。也正是更年期这种雌激素水平的波动特点，导致了临床症状的起伏波动。最常见的更年期近期、远期症状，主要包括以下几种：

（1）近期症状

① 月经紊乱：可造成月经周期不规则、经期持续时间长及经量增多或减少。

② 血管舒缩症状：可导致血管舒缩功能不稳定，表现为反复出现短暂的面部、颈部及胸部皮肤发红，伴有轰热，继之出汗，每次一般持续 1~3 分钟。该症状一般可持续 1~2 年，有时长达 5 年或更长。

③ 精神神经症状：常表现为注意力不集中、情绪波动大、激动易

怒、焦虑不安或情绪低落、抑郁等，记忆力也常出现减退。除此之外，还可出现心悸、眩晕、头痛、失眠、耳鸣等自主神经失调症状。

（2）远期症状

① 泌尿生殖器绝经后综合征：50%以上的绝经期女性会出现该综合征，主要表现为泌尿生殖道萎缩症状，出现阴道干燥、性交困难及反复阴道感染，排尿困难、尿痛、尿急等反复发生的尿路感染。

② 骨质疏松：绝经后妇女雌激素缺乏，使骨质吸收增加，导致骨量快速丢失，出现骨质疏松。50岁以上妇女半数以上会发生绝经后骨质疏松，一般发生在绝经后5~10年，最常发生在椎体。

③ 阿尔兹海默病：绝经后期妇女比老年男性患病风险高，可能与绝经后内源性雌激素水平降低有关。

④ 心血管病变：绝经后妇女糖脂代谢异常增加，动脉硬化、冠心病的发病风险较绝经前明显增加，这可能与雌激素低下有关。

3. 治疗和预防

更年期是自然现象，是每个女性都要经历的生理阶段，很多人认为"扛一扛"就过去了，不需要治疗。其实不然，更年期虽是一个过渡阶段，平均历时3~5年，但不同妇女的更年期症状存在着个体差异。目前认为，对于有症状的更年期女性，激素补充治疗可以有效缓解绝经相关症状，在绝经早期使用，还可在一定程度上预防老年慢性疾病的发生。

（1）治疗

针对更年期的治疗主要分为两个方面，首先是生活方式的干预，然后是激素补充治疗。

生活方式的干预主要包括心理疏导、坚持身体锻炼、健康饮食、增加日晒时间、摄入足量蛋白质及含钙丰富的食物。失眠的女性，可以选用适量的镇静药以助眠，也可以服用谷维素，调节自主神经功能。

激素补充治疗就需要去医院接受正规的检查和治疗，遵循医嘱进行，主要包括在排除激素治疗的禁忌症外，选用可行的个体化用药途径及方案。在此期间，还需要进行定期检查和评估，以保障最大的获益和最低的副作用及风险。

（2）预防

如前文所述，更年期是一个生理过程，所以这一生理阶段是每个女性必然经过、无法避免的，但是可以通过一些生活习惯的改变延迟卵巢功能衰退的时间，通过激素补充治疗预防更年期相关近期和远期症状的发生。

良好的生活习惯主要包括：适龄生育、和谐的夫妻生活，劳逸结合、适度的体力活动、丰富的营养膳食种类，保持积极乐观的心态、良好充足的睡眠等。

激素补充治疗的益处：可以有效降低骨质疏松症相关的骨折发病率及心血管疾病风险，还可以改善胰岛素抵抗、血脂代谢。激素补充治疗早期应用，就可以尽早解除更年期症状对女性的困扰，提高生活质量。

健康贴士

1. 更年期就是女性卵巢功能逐渐衰退至完全消失，导致月经出现改变至绝经的过渡时期。

2. 更年期女性因为雌激素水平降低，往往会出现潮热、出汗、情绪不稳定、不安、抑郁或烦躁、失眠等症状。

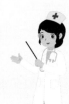

3. 更年期是一个生理过程，但是可以通过一些生活习惯的改变延迟卵巢功能衰退的时间，通过激素补充治疗预防更年期相关近期和远期症状的发生。

进入更年期后睡不好，怎么办

医生，最近我觉着整个人都不好了，白天容易疲惫、乏力，可是到了晚上还睡不好，就形成了恶性循环，白天精神状态更不好了，这是为什么呢？

根据您的描述来说，您应该是出现了睡眠障碍。那您主要是表现为晚上失眠还是白天睡眠过多呢？

我从45岁开始，就经常失眠、夜梦增多，可是白天睡眠时间也不多，为什么晚上还睡不着呢？

根据您描述的症状，结合您现在的年龄，可能是出现更年期睡眠障碍了。

1. 什么是睡眠障碍

睡眠障碍包括器质性睡眠障碍和非器质性睡眠障碍，不仅仅包括失眠症，还包括嗜睡症、睡行（俗称"梦游"）症和觉醒不全综合征。更年期睡眠障碍是一种非器质性睡眠障碍，以失眠多见。更年期是睡眠－觉醒障碍的高发期，更年期女性出现睡眠障碍是普遍的现象，大约33%~61.5%的围绝经期女性存在睡眠障碍。

2. 为什么会出现睡眠障碍

好多更年期女性一直在思考，年轻的时候一碰床就睡着，一觉睡到天亮，为什么年龄大了就失眠了呢？失眠，也就是入睡困难、易醒或早醒，是最常见的睡眠障碍。更年期容易出现失眠主要和以下原因

有关:

首先,与更年期雌激素水平降低有关。雌激素具有使睡眠潜伏期缩短、入睡后觉醒次数减少,增加总睡眠时间的倾向,因此随着更年期女性血液循环中雌激素水平的降低,失眠的发生率增加。

其次,与更年期骨质疏松相关。更年期女性骨量丢失加快,夜晚常由于骨关节及肌肉疼痛等而影响睡眠。

再次,与血管舒缩症状相关。更年期出现的血管舒缩症状,如潮热和盗汗等可引起入睡困难,加重了失眠症状。

最后,与精神神经症状相关。更年期妇女焦虑、抑郁可引起失眠或者早醒等,而睡眠障碍本身也是焦虑症和抑郁症患者的典型症状。除此之外,随着年龄的增加,人体对应激因素更加敏感,更年期女性常面临家庭及事业等多种压力,易形成心理应激,这些可能加重睡眠障碍,产生恶性循环。

3. 治疗和预防

（1）治疗

若真的出现了更年期睡眠障碍,晚上得不到充足的高质量睡眠,影响白天的工作生活状态,这时就需要到医院求助医生了。

医生会根据具体情况对症下药。如果更年期睡眠障碍合并了其他影响睡眠的疾病,比如抑郁症、焦虑症等,就要同时治疗原发病。可

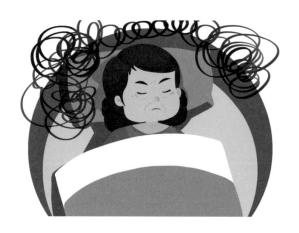

采用药物治疗，主要包括：服用谷维素，调节自主神经功能；还有服用适量的苯二氮卓类和非苯二氮卓类镇静药以助眠。而对于由低雌激素造成失眠，伴有血管舒缩症状、焦虑抑郁等的患者，采用激素补充治疗效果更佳。

（2）预防

除了药物治疗以外，还可以通过改善生活习惯来预防失眠的发生，比如：调整作息、保持身心愉悦、适度身体锻炼。一部分女性在解除社会、环境和心理的干扰因素后，睡眠就得到明显改善，不需要药物治疗了。

健康贴士

1. 更年期是睡眠－觉醒障碍的高发期。

2. 通过改善生活习惯，可以预防失眠的发生。

3. 必要时也可以考虑药物治疗。

更年期人都变胖了，是为什么

医生您好，在我身上发生了一件很奇怪的事情。我退休以后自由时间多了，每天都会去跳广场舞，可是即使每天跳舞，体重也是蹭蹭地往上长，我都不敢放开了吃东西，这是为什么呢？

您是觉着自己长胖了吧，主要是身体的哪个部位变胖了呢？

是啊，我觉着现在身材越来越臃肿了。您看我这肚子，越来越大了，可是平时也没有吃特别油腻的食物。并且，有时觉着腿也容易肿，是为什么呢？

这种情况还是挺常见的，暂时叫它"更年期肥胖"吧，是由更年期代谢水平的改变导致的。总而言之，都是更年期惹的祸。

1. 什么是肥胖

在以瘦为美的当代，很多女性追求"骨感美"。大家都知道过犹而不及，极端的"骨感美"并不健康，然而过度的"丰腴"也是隐患。体重带给大家的不仅仅是物质储备，体重增长过度也会带来"沉重的负担"，因此很有必要进行关于"肥胖"问题的科普。

肥胖通常被定义为不正常的和（或）过多的脂肪蓄积。由于平均体力活动减少，能量过剩，最后能量被转换成脂肪的形式储存，导致肥胖，这一现象在更年期女性中更常见。

更年期肥胖表现为体重、腹部皮下脂肪组织和腹部内脏脂肪组织的增加，从而导致腰臀比例和全身脂肪比例的增加，即中心性肥胖，有时伴有不同程度的水肿。更年期肥胖有更年期前持续而来的肥胖和更年期后新发肥胖两种，主要为前者。很多女性同胞进入更年期之后会发胖，苗条的腰

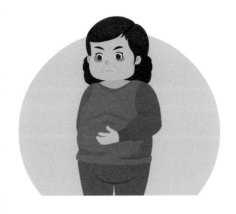

腹逐渐"发福"，结实的臀部慢慢下坠。而肥胖会出现因每个人基因背景和环境因素不同而不同。

2. 为什么更年期女性容易出现肥胖

为什么进入更年期后不仅记忆力减退，连身材也走样了呢？为什么在更年期这一多事之秋，肥胖也来捣乱呢？肥胖对更年期女性的"偏爱"主要与更年期的激素水平改变和生活习惯有关。

（1）雌激素水平下降：女性进入更年期之后，卵巢功能减退，雌激素水平下降。而雌激素对食欲和身体脂肪分布具有间接调节作用，可通过调节其他组织，影响内脏组织脂蛋白脂肪酶的活性，增加脂肪分解，进而调节能量消耗和代谢，对促进体内脂肪代谢、防止高脂血症的形成有着十分重要的作用。雌激素促进臀股部脂肪的囤积，绝经后雌激素的减少与腹部、内脏脂肪囤积相关。

（2）基础代谢率降低：更年期女性体能活动减少、肌肉组织减少，从而导致基础代谢水平下降，热量消耗减少。如果更年期女性没有随之相应减少进食，反而过多进食脂肪类食物，就会导致人体热量的过剩，转化成脂肪，进而引起肥胖。

（3）饮食不节制：更年期女性大多数生活安定，儿女也已长大成人，各种压力相对较少，一些人就把精力转移到改善生活上来。但美味佳肴在让人享受口福的同时，也使人体在不知不觉中积蓄了过多的

能量，从而导致肥胖。

（4）其他原因：如果更年期女性出现甲状腺功能减退、皮质醇增多等疾病，也可引发继发性肥胖、水肿。

除此之外，肥胖还常常与胰岛素抵抗、2型糖尿病、脂质代谢异常、高血压病、脂肪肝这几个"小玩伴"同时出现。

3. 治疗和预防

（1）治疗

干预致胖环境（包括限制运动和高热量的摄入）是控制肥胖的关键因素，尤其在发展中国家。

更年期女性防范肥胖症的发生，关键在于适当控制进食量，多参加文体活动，注意加强肥胖局部的自我按摩。必要时可到肥胖症专科门诊做些必要检查，及时对症治疗。若合并其他内科疾病，则需要及时治疗，控制血糖、血脂、血压在合理范围内。

对于伴发其他更年期症状的女性，也可以考虑使用激素补充治疗。因为雌激素可以降低循环中胆固醇水平，而目前的新型孕激素具有对抗水钠潴留的作用，可以有效缓解女性的水肿情况，改善女性生活质量，故而从一定程度上具有控制体重的效果。

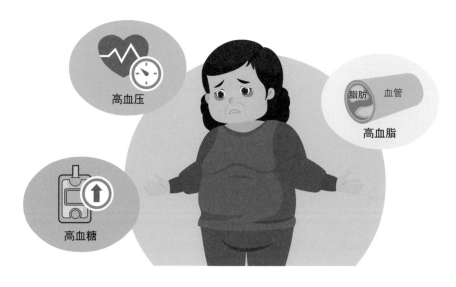

（2）预防

因肥胖是高血压、2型糖尿病、心脑血管以及癌症发生的危险因素，是导致早死、残疾等影响生命质量的重要原因。因此，制定合理的饮食运动计划、预防肥胖的发生非常重要。

① 注意饮食营养

注意多吃维生素B族含量高的食物，特别是粗粮（小米、麦片）等食物。多吃新鲜的水果蔬菜，特别是B族维生素含量高的。多吃这些食物有助于维持神经系统，对于促进消化有一定的帮助。

② 加强体育锻炼

平时一定要注意自身的锻炼，吃完饭后不要久坐、久躺。适合更年期女性的运动方式有跳绳、跑步，特别是长跑，能够产生大量的儿茶酚胺物质，加速大脑皮层的兴奋，有助于治疗更年期的抑郁情况。

③ 控制脂肪摄取

更年期女性一定要注意自身脂肪的吸收情况，避免大鱼大肉。动物油吃多了是有可能导致肥胖的，建议多吃植物油，不易发胖，里面还含有丰富的不饱和脂肪酸，有助于抗衰老。

④ 多吃低脂肪高纤维食物

平时要注意少吃脂肪含量高的食物，特别是甜食、油炸食品要避免，多吃一些果蔬，比如木瓜、苦瓜、苹果、香蕉等等。

健康贴士

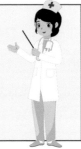

1. 更年期女性因为雌激素水平下降、基础代谢率降低、饮食不节制，容易发生中心性肥胖。

2. 可以通过调节饮食、加强锻炼和必要时的药物治疗，降低中心性肥胖的发生几率。

更年期，骨头也酥了

 真是老了，我前两天和姐妹们参加户外爬山运动，不小心崴了下脚，居然骨折了。就是轻轻地扭了一下，为什么这么容易骨折呢？

 首先还是要分析您骨折的原因。您有没有去医院就诊呀？有一部分骨折是和骨肿瘤相关的，还有一部分骨折是和骨质疏松相关的。

 去医院看了，拍了片子，医生说没有骨肿瘤，考虑是骨质疏松导致的。那全身的骨骼都有疏松，以后是不是不能再活动了？

 骨质疏松确实是更年期这个阶段比较普遍的问题，除了需要药物治疗外，适当的户外活动对骨质疏松的改善是有帮助的，所以该动还是得动。

1. 什么是骨质疏松

骨质疏松是以骨量低下、骨强度降低、骨微量结构破坏、骨脆性升高、易骨折为特征的全身骨骼系统性疾病。骨包含了骨密度及骨质量两方面，其中骨质量除了骨微结构的质量，还包括了骨转换、骨累积损伤和骨矿化等。

2. 为什么更年期容易骨质疏松

首先，雌激素可以保护女性骨组织，是防止骨量丢失的重要内分泌因素。它可以抑制破骨细胞的溶骨作用，减少骨吸收，同时又可刺

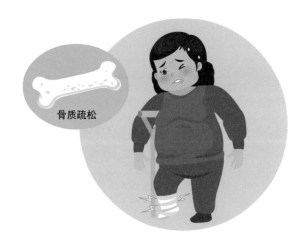

骨质疏松

激成骨细胞，使骨形成增加。更年期女性雌激素水平降低，骨质吸收增加，导致骨量快速丢失，因此容易出现骨质疏松。

3. 治疗和预防

（1）治疗

发生骨质疏松后，还是应该进行系统的治疗。

有的朋友说，骨质疏松又不痛不痒的，好多老年朋友都有，还可以继续跳舞呢，不用治疗，其实不然。

骨质疏松是骨折的高危因素，所以各位女性朋友们为了不骨折，一定要正视骨质疏松的问题。治疗骨质疏松的药物主要包括抑制骨吸收的药物、促进骨形成药物和一些钙、维生素 D 补充剂。

对于更年期女性而言，激素补充治疗可以通过抑制骨吸收而治疗骨质疏松。绝经后妇女接受雌激素治疗 5 年，可以降低椎体及非椎体骨折几率。但是在使用雌激素类药物前，应进行全面的体检、严格把握适应症和禁忌症。

（2）预防

① 改变生活方式：戒烟，减少饮酒，避免大量饮用咖啡或碳酸饮料，增加牛奶、鱼虾、坚果类食物，摄入高钙、低盐和含适量蛋白质的食物。

② 体育锻炼：要在充足的户外阳光下活动，但应避免激烈的运动，量力而为。比如步行、慢跑、打太极拳、跳舞、骑自行车、游泳等运动均有助于保持强壮的骨骼、增强身体灵活性、提高预防跌倒的平衡能力。

③ 基础补充剂：钙剂和维生素 D 作为基础补充剂在预防骨质疏松方面是必需的。我国老年人每日约从食物中获取钙 400 mg，需额外补充元素钙量 500~600 mg，才能达到推荐的每日摄入量 1000 mg。除此之外，维生素 D 可以促进钙的吸收，老年人推荐每日进补维生素 D 400~800 U。

健康贴士

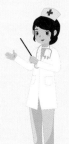

　　1.更年期是骨质疏松的高发期。

　　2.更年期女性由于雌激素水平降低、骨量快速丢失，容易出现骨质疏松。

　　3.可以通过补充钙剂、维生素 D 及适量户外活动，预防骨质疏松发生。

更年期阴道炎——难言之隐

医生，有个事情不太好意思开口说，我最近下面总是痒痒，平时挺注意卫生的，也基本上没有夫妻生活了，为什么还会痒呢？

嗯，您可能是得了阴道炎。那您分泌物多吗？什么颜色的？

嗯，分泌物有点黄，虽然内裤换得挺勤的，但是还是能看到点。

这样呀，那根据您的描述，您可能是得了萎缩性阴道炎。

1. 什么是萎缩性阴道炎

萎缩性阴道炎俗称老年性阴道炎，是由雌激素水平降低、局部抵抗力下降引起的，以需氧菌感染为主的阴道炎症。常见于绝经后女性，或各种原因导致体内雌激素水平降低的患者。

2. 为什么会得萎缩性阴道炎

正常情况下，绝经前女性阴道黏膜上皮内富含糖原，糖原可被阴道内的优势菌群乳杆菌转化为乳酸，从而得以维持女性阴道 $pH \leqslant 4.5$ 的酸性环境。

更年期女性卵巢功能减退，体内雌激素水平降低，阴道黏膜上皮细胞内糖原含量减少，定植的乳杆菌减少，乳酸含量减少，导致阴道 pH 升高至 6 以上，抵御外界病原菌入侵的能力下降，进而需氧菌乘虚

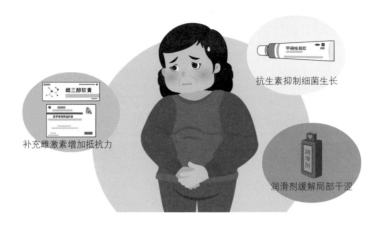

抗生素抑制细菌生长

补充雌激素增加抵抗力

润滑剂缓解局部干涩

而入、过度繁殖。此时阴道上皮渗出液体，可能出现淡黄色或灰色的水样分泌物。正是由于以上各种因素，更年期女性更容易出现生殖道感染。

除此之外，随着体内雌激素水平降低，女性还会出现以下症状：阴道丢失胶原、脂肪组织，失去结构支撑和储水能力，阴道壁萎缩、黏膜变薄，阴道上皮变得质脆，受轻微创伤也容易出血。

3. 治疗和预防

更年期的女性朋友们，如果得了阴道炎，还是应该去医院接受正规的治疗，不要觉得难以启齿，不好意思去医院治疗。

有的朋友说，外阴痒痒，用清水洗洗就好了；好多朋友也会选择煮煮内裤，灭灭菌。保持外阴局部清洁干燥固然重要，但是药物治疗也是必不可少的一部分。

（1）治疗

以补充雌激素，增加阴道抵抗力、抑制细菌增长为主。

① 补充雌激素增加阴道抵抗力：可用雌三醇软膏局部涂抹或普罗雌烯阴道胶丸阴道用药，有激素补充治疗需要的女性也可以选用雌孕激素制剂连续联合用药。

② 使用抗生素抑制细菌生长：可以局部应用抗生素，如甲硝唑。

③ 应用润滑剂缓解阴道局部干涩：可在平时或者性交前使用润滑

剂，以减少性交痛和局部感染的可能。

（2）预防

勤洗外阴，穿透气性好的棉质内裤，保持外阴清洁干燥；

性生活前可使用润滑剂，减少阴道黏膜的擦伤及局部感染；

无激素补充治疗禁忌症者，可采用激素补充治疗，能够增加泌尿生殖道的弹性和湿润度，降低生殖道感染的几率。

健康贴士

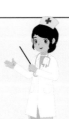

1. 更年期女性雌激素水平下降，容易发生萎缩性阴道炎。

2. 更年期容易导致阴道内菌群紊乱。

3. 可以激素补充或局部应用雌激素治疗萎缩性阴道炎。

开始尿裤子了，
是要和尿不湿为伴了吗

医生，我现在都不敢和老姐妹们一起出去玩了，好不容易开心一下，一笑就会尿裤子。

那您可能是出现了尿失禁的情况。您以前生产过几个孩子呀？还有其他时候会尿裤子吗？

生了两个孩子，生完都挺好的。现在老了，连撒尿也不灵了，有时候咳嗽一下也会尿裤子。我觉着好尴尬，以后是需要穿尿不湿了吗？

您是出现了张力性尿失禁，先不要沮丧，这种情况是可以通过一些功能锻炼或者手术治疗缓解的。建议您去医院先进行系统的检查评估，再开始针对性的治疗。

1. 什么是张力性尿失禁

张力性尿失禁是指腹压增加导致的尿液不自主流出，主要表现为正常状态下（如静坐、行走）无遗尿，腹压突然增高时（比如咳嗽、大笑、运动、提重物时）尿液自动流出，无法控制，也称为真性压力性尿失禁。

好发于中老年女性，随着年龄的增长，更年期女性发病率更高。发生在更年期女性的压力性尿失禁，即称为更年期压力性尿失禁。

2. 为什么更年期女性容易得张力性尿失禁

绝大多数压力性尿失禁是由盆底组织松弛、支持结构损伤导致的，一般与妊娠与阴道分娩后盆底肌肉组织损伤相关。

女性在更年期，随着年龄的增加，雌激素水平波动性下降，盆底肌肉组织萎缩退化而薄弱、组织弹性降低。在此基础上，如果有慢性咳嗽、便秘、经常重体力劳动等因素造成长期腹内压增加，就可能出现漏尿或原有的漏尿症状加重。如果此时再伴随盆腔脏器的脱垂，症状会更加明显。

3. 治疗和预防

（1）治疗

真的出现了漏尿，也不要过于沮丧，尽早去医院进行规范的治疗非常重要，大多数更年期女性朋友经过系统的治疗可以明显减轻漏尿的程度。

当然了，来医院也不是必须进行手术治疗的，有一部分病情比较轻的女性朋友可以进行盆底肌肉锻炼、盆底电刺激、膀胱训练、阴道局部雌激素治疗等。大概30%~60%的患者经过这些保守治疗，就能明显改善症状，甚至可获治愈。

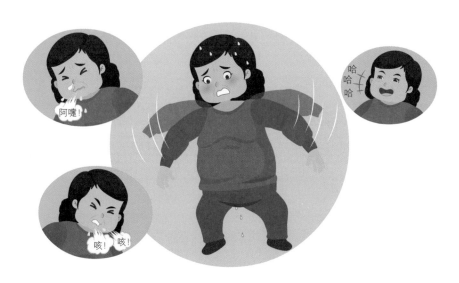

但是，如果真的病情比较严重，经过保守方法治疗后效果不明显，就需要采取手术治疗了。现在尚无固定统一的具体术式，专业的事情交给专业的人去做，这个就需要遵循医生的建议了。

（2）预防

产后应及时进行盆底功能修复，尤其是有多产、巨大儿分娩史的女性；

避免产后过早参加重体力劳动；

避免产后使用腹部裹缩腹带；

避免腹压增加的疾病和劳作；

尽早进行盆底功能筛查，必要时开启盆底肌肉锻炼，如简单易行的凯格尔运动；在锻炼时，应注意动作要领正确、循序渐进、适时适量，并持之以恒。

健康贴士

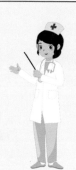

1. 咳嗽、打喷嚏等情况下发生漏尿称为张力性尿失禁。

2. 更年期女性容易发生张力性尿失禁，或使原有尿失禁加重。

3. 凯格尔运动可以预防张力性尿失禁，尿失禁严重者需手术治疗。

更年期会导致性冷淡吗

 医生，有一个事情挺不好意思开口说的，我们现在都这把年纪了，我家老头还有那方面的要求，我都不知道该怎么回应了。

那您跟老伴同房时有什么不适吗？

 现在老了吧，同房时总是觉着下面干涩、疼痛，所以每次提到同房都觉着很害怕，老伴也不太高兴。

嗯，您不用觉着难为情，这个问题在更年期女性身上还是很普遍的，我们统称它为更年期女性性功能障碍。这种情况是可以通过一些治疗加以改善的。

1. 什么是更年期女性性功能障碍

更年期女性性功能障碍是指更年期女性在性反应周期中的一个或几个阶段发生障碍或出现与性交有关的疼痛，而不能参与或不能达到其所预期的性关系，造成心理痛苦。它主要包括性欲障碍、性唤起障碍、性交疼痛障碍和性高潮障碍。女性性功能障碍的诊断无金标准和客观指标，主要依靠临床判断，诊断的必要条件是女性自身因性现状引发的精神痛苦。

2. 为什么更年期女性容易出现性功能障碍

更年期女性容易出现性功能障碍，和雌激素水平降低密不可分。

（1）生理因素：更年期女性卵巢功能衰退，雌激素水平波动性降低，进而导致外阴和阴道黏膜萎缩变薄、阴道壁弹性减弱、阴道变短变窄、分泌物减少等，由此造成阴道干涩、性交疼痛和性交障碍；阴道环境改变还容易导致阴道炎，也让性爱变得不合时机。

（2）心理因素：更年期女性雌激素水平下降，容易出现精神疲惫、情绪抑郁、性欲减退、体态改变（肥胖），因而产生自卑心理，以致在性生活过程中性激发及唤醒较慢，甚至使配偶丧失"性趣"而中断性生活。

（3）社会文化因素：社会文化氛围对人们的性观念也具有重要的束缚作用。性仅属于年轻人的概念根深蒂固地影响着许多更年期妇女，导致更年期妇女为产生性欲望而觉得难堪。

3. 治疗和预防

（1）治疗

更年期的"性福"尴尬也是可以被化解的，与老伴的沟通桥梁可以通过以下方式修缮：

① 激素补充治疗：在医生的指导下使用雌孕激素补充治疗。性交痛的原因是阴道萎缩和干涩，使用雌激素可以增加阴道上皮的厚度和弹性，增加阴道分泌物，减轻性交痛；还可以使用利维爱和甲基睾酮

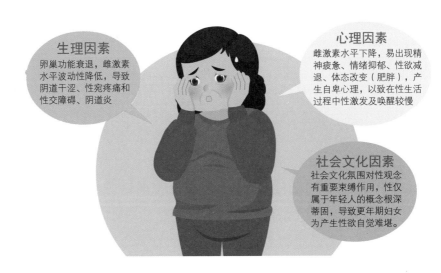

生理因素
卵巢功能衰退，雌激素水平波动性降低，导致阴道干涩、性宛疼痛和性交障碍、阴道炎

心理因素
雌激素水平下降，易出现精神疲惫、情绪抑郁、性欲减退、体态改变（肥胖），产生自卑心理，以致在性生活过程中性激发及唤醒较慢

社会文化因素
社会文化氛围对性观念有重要束缚作用，性仅属于年轻人的概念根深蒂固，导致更年期妇女为产生性欲自觉难堪。

等增加阴蒂的敏感性和性欲，增加阴道分泌物，减轻性交疼痛，增加性唤起；必要时可以局部使用润滑剂。

② 保持规律的性生活：坚持定期性生活者，其阴道扩张及润滑能力均优于长期避免性生活者。

③ 心理治疗：多数性功能障碍为功能性的，由心理因素造成，因此心理治疗很重要。女性应接受心理指导，改变性认知，解除性生活疑虑。

④ 物理治疗：电刺激联合生物反馈的盆底治疗越来越见成效。更年期女性也可以在家中行凯格尔训练，加强盆底组织的力量强度，通过模拟排尿和紧急停尿的动作，提高骨盆底肌群的张力和性交时阴道感觉的敏感性。

（2）预防

双方有效沟通，有效调整夫妻间的性关系；

每次性生活前充分诱导、延长爱抚时间、切忌鲁莽行事，使阴道尽可能润滑后，再行房事，必要时可使用润滑剂；

注意性卫生，不要过于频繁；

主动更新性知识和提高性生活技巧；

激素补充治疗，改善更年期症状。

健康贴士

1.更年期女性由于生理和心理方面的变化，容易发生性功能障碍。

2.夫妻双方可以通过有效的沟通和配合，缓解性生活前的心理障碍。

3.可以采用物理治疗或激素补充治疗，保持良好和谐的夫妻生活。

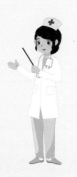

更年期应用激素补充治疗，安全吗

医生，我最近动不动就爱出汗，还觉着浑身特别热，睡眠也不好，经常失眠，还腰酸、腿疼。前几天去医院看了，医生说是更年期，做了好多检查都没问题，然后让我吃激素。这样做会有效果吗？

您好，更年期出现的许多症状包括出汗、潮热、失眠、骨质疏松等都是由体内雌激素水平降低导致的，所以激素补充治疗是缓解更年期症状最有效的手段，也是防治骨质疏松的有效措施之一。

听姐妹们说激素治疗有发生乳腺癌、内膜癌的风险，可不敢乱吃呀，服用激素治疗安全吗？

嗯，您说对了一部分，激素治疗同其他药物一样，是一把"双刃剑"。合理适当的激素补充能够消除各种更年期不适症状，提高更年期女性的生活质量。但雌激素的过量或不合理应用确实会增加乳腺癌、内膜癌、血栓、脑卒中的风险。但也不要过度担心，是否能使用激素类药物、具体用哪一种方案，医生都会给予全面的评估。掌握好用药适用症、禁忌症，采用合理的治疗方案，再加上定期检查评估，应用激素治疗是可以把风险降到最低的。

1. 什么是激素补充治疗

更年期激素补充治疗是当机体缺乏性激素，并因此发生或将会发生健康问题时，外源性地给予具有雌孕激素活性的药物，以纠正由性激素不足而导致的相关健康问题。

目前常用的性激素补充治疗方案很多，主要成分大都是雌孕激素制剂，具体方案的选择需要到妇科内分泌门诊进行综合评估后，结合更年期女性的个体需求来。

2. 激素补充治疗需要注意哪些问题

在激素补充治疗前，需要进行全面的体格检查和评估，主要包括妇科检查、盆腔B超检查、乳腺检查、宫颈癌筛查、肝肾功能检查、心电图检查等。还要严格掌握用药的适应症和禁忌症，在医生的指导下正确应用。

（1）禁忌症包括：已知或怀疑妊娠；原因不明的阴道出血、子宫内膜增生；已知或怀疑患有乳腺癌；已知或怀疑患有与性激素相关的恶性肿瘤；最近6个月内患有活动性静脉或动脉血栓性疾病；患有严重的肝、肾功能障碍；患有血卟啉症、耳硬化症、系统性红斑狼疮；与孕激素相关的脑膜瘤；未查明原因的妇产科问题。出现以上症状者，则不能进行激素补充治疗。

（2）适应症包括：绝经相关症状，如潮热、盗汗、睡眠障碍、疲倦、情绪不振、易激动、烦躁、轻度抑郁等，阴道干涩、疼痛、反复性阴道炎，泌尿生殖道萎缩、排尿困难、尿道炎和膀胱炎、夜尿次数

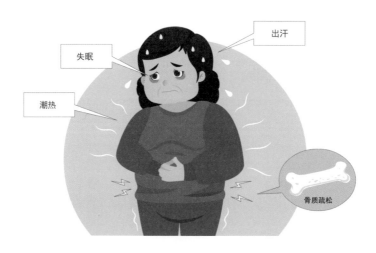

失眠

出汗

潮热

骨质疏松

多、尿频和急迫性尿失禁，有骨质疏松症的危险因素，或有绝经后骨质疏松症等。

（3）做到定期复查：在激素补充治疗的最初几个月，需要复诊的频率稍高一些，如1-3月。经过几个月的治疗，根据情况确定基本的药物治疗剂量后，就可以间隔较长的时间定期复诊了，如6-12月。复诊中常规体检和再评估是非常有必要的，如果检查评估没有问题，受益大于风险，激素类药物是可以长期服用的。

3. 激素补充治疗常见顾虑问题有哪些

更年期症状本质上是由雌激素缺乏导致的，40多年的医学实践证明：补充雌激素是改善症状最根本的办法。但是女性普遍对激素补充治疗存在很多顾虑：

（1）服用激素会让人变胖吗？

更年期女性由于雌激素水平降低、新陈代谢率降低、血脂代谢异常，容易出现体重增加和腹型肥胖。目前认为，绝经后妇女使用激素治疗并不会增加体重，甚至还可以通过增加代谢率、改善脂肪分布、减轻水肿等让女性身体更加匀称。

（2）激素会导致血栓？

口服雌激素治疗会增加静脉血栓栓塞的发生风险，但其风险与性激素药物种类、剂量、用药方法、年龄和体重指数等密切相关，用药前需要评估血栓发生风险。但经皮雌激素治疗不会增加血栓风险。

（3）激素会导致内膜癌？

雌激素与子宫内膜癌的发生密切相关。对于有子宫的女性，单用雌激素会增加子宫内膜癌发生的危险性，并且其致癌危险性随剂量的加大和治疗时间的延长而增加。但在实际情况下，进行雌激素补充治疗时会对有子宫的女性加用孕激素，以起到对抗雌激素、保护子宫内膜的作用。

（4）激素会导致乳腺癌？

目前研究显示，激素补充治疗在5年之内不会增加患者终生乳腺癌的发生风险，而且60岁以前使用激素治疗者患乳腺癌的风险很小，甚至小于由生活方式因素（如肥胖、酗酒）所带来的风险。而激素补充治疗大于5年者，乳腺癌的发生风险是不确定的。

（5）激素会导致卵巢癌、宫颈癌？

对于激素补充治疗是否会增加卵巢上皮性癌和子宫颈腺癌发生的风险，目前尚有争议。

综上所述，激素补充治疗对更年期女性来说是必要的、有效的、安全的，从长远来看，其应用利大于弊。但是它并不适合所有的更年期女性，应用前需要进行相关检查和评估，根据结果制定个体化治疗方案，在治疗过程中也需要定期的临床随访，切忌盲目应用。

健康贴士

1. 治疗更年期潮热、出汗及预防绝经相关骨质疏松，激素补充是最有效的治疗手段；雌激素补充治疗可以降低冠心病发生率和死亡率。

2. 启动激素补充治疗的最佳时期是年龄小于60岁、绝经10年内。已经切除子宫的女性可以仅补充雌激素，有子宫的女性还应当加用孕激素。

3. 激素补充治疗的早期应用利大于弊，个体化治疗过程中需要定期的临床随访，切忌盲目应用。

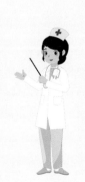